医学检验的仪器与管理

主　编　佟威威
副主编　佟广辉　裴洪利
参　编　吴凤丽　吕云霞

U0304700

吉林科学技术出版社
吉林出版集团有限公司

图书在版编目（ＣＩＰ）数据

医学检验的仪器与管理 / 佟威威主编 . -- 长春：
吉林科学技术出版社，2018.5（2024.1重印）
ISBN 978-7-5578-4360-1

Ⅰ . ①医… Ⅱ . ①佟… Ⅲ . ①医学检验—医疗器械
Ⅳ . ① R446 ② TH776

中国版本图书馆 CIP 数据核（2018）第 097500 号

医学检验的仪器与管理

主　　编　佟威威
出 版 人　李　梁
责任编辑　孟　波　孙　默
装帧设计　陈　磊
开　　本　787mm×1092mm　　1/16
字　　数　248千字
印　　张　15.75
印　　数　1-3000册
版　　次　2019年5月第1版
印　　次　2024年1月第2次印刷

出　　版　吉林出版集团
　　　　　吉林科学技术出版社
发　　行　吉林科学技术出版社
地　　址　长春市人民大街4646号
邮　　编　130021
发行部电话/传真　0431-85635177　85651759　85651628
　　　　　　　　　　　　　　　　85677817　85600611　85670016
储运部电话　0431-84612872
编辑部电话　0431-85635186
网　　址　www.jlstp.net
印　　刷　三河市天润建兴印务有限公司

书　　号　ISBN 978-7-5578-4360-1
定　　价　88.00元

前言

21世纪以来，随着医学技术的发展，临床血液学分析技术、临床化学分析技术、临床免疫学和临床微生物学鉴定技术的不断更新，医学检验技术和医学检验仪器（简称检验仪器）已发生了划时代的巨变。

现代医学检验仪器集物理、化学、生物、电子、计算机等技术为一体，是对各类临床样本进行检测的专用医学设备。医学检验仪器作为检验医学的技术核心与设备支撑，是现代医学仪器的重要分支，已经广泛应用于各医疗机构，与医用电子诊断设备、大型影像设备等共同构成现代医疗不可或缺的诊疗体系。

随着各种高灵敏度、多功能、高智能化检测仪器的不断涌现和广泛应用，医学检验仪器学是已经演变为一门由多学科组成的知识面和技术面密集程度较高的新学科，目前，全球的医学检验仪器产品在技术上正朝向数字化、网络化、微型化方向发展，具有自动化、智能化、标准化、个性化以及小型便携化等特点，分子生物学技术、流式细胞技术、标记免疫技术、生物质谱技术、生物传感技术、信息技术等一系列的新技术已经运用到仪器的研发中，成为核心技术和前导技术，影响着检验仪器发展的方向。检验仪器设备的运行状态直接关系到临床检验质量，其科学管理是检验科管理工作的一个重要部分。

全书由佟威威负责统稿和编写，具体分工如下：

佟广辉（中国医科大学附属盛京医院）编写第1、2、3章；

裴洪利（沈阳市第七人民医院）编写第4、5章；

吴凤丽（沈阳二四二医院）编写第6、7章；

吕云霞（丹东市中心医院）编写第8、9章；

佟威威（中国医科大学附属盛京医院）编写第10、11、12章。

鉴于作者的水平和能力，以及收集、查阅的资料有限，书中可能存在诸多错误和不足，恳请读者提出宝贵意见和批评。

目录 CONTENTS >>>>>

第一章 绪论

第一节 医学检验仪器

医学检验是临床医疗决策的重要依据，各种检验项目都离不开检验仪器。随着医学技术的发展，临床血液学分析技术、临床化学分析技术、临床免疫学和临床微生物学鉴定技术的不断更新，医学检验技术和医学检验仪器（简称检验仪器）已发生了划时代的巨变。

一、检验医学与检验仪器

检验医学（laboratory medicine,LM）又称医学检验诊断学，是以化学病理学、细胞病理学和分子病理学作为学科的基础理论核心，以生物分析化学技术、分子生物学技术、免疫学技术、细胞学技术、遗传学技术、计算机自动化和生物信息技术等作为学科的发展支撑，是反映病因、病理进展中病损与抗损害机制，反映临床疗效、病情转归的一门应用型学科。检验医学通过现代实验技术与临床医学、生物医学工程的交互渗透，已经发展到基础理论完备、检测手段先进、仪器设备配套、操作管理规范的技术成熟阶段，由专门人才和专用仪器组成的实验室是现代医疗体系最重要的诊断环节。检验医学的目标与任务是，通过现代检验手段，为疾病防控、诊疗、病程监测及预后判断提供及时、准确的实验数据。检验医学是现代实验室科学技术与临床深层次上的结合与应用，是一门多学科交叉、相互渗透的新兴学科，目前正朝着高理论、高科技、高水平的方向发展。

医学检验仪器（medical laboratory instruments,MLI）集物理、化学、生物、电子、计算机等技术为一体，是对各类临床样本进行检测的专用医学设备。医学检验仪器作为检验医学的技术核心与设备支撑，是现代医学仪器的重要分支，已经广泛应用于各医疗机构，与医用电子诊断设备、大型影像设备等共同构成现代医疗不可或缺的诊疗体系。

检验仪器按照其作用、规模和技术发展水平，可以概括为三个阶段。

（一）早期阶段——医学实验室的雏形

1827年，英国生物学家布赖特（Bright）使用一个盛装尿液的锡铅合金汤勺在火上烧煮，通过检测尿液中的蛋白成分，帮助诊断肾脏疾病，这就是早期用生化实验的方法来辅助临床诊断。自从列文·虎克使用自制的显微镜观察到微生物和细胞以后，临床医师也开始借助于实验室检查技术来诊断疾病。1887年，通过显微镜和原始的细胞计数板，能对血液中的细胞进行计数。在这一时期，最重要的检验仪器是显微镜，除了可以检查血液，还能检查尿液和粪便，逐步建立了以血、尿、便"三大常规"为主的实验室技术。到了19世纪末，临床上普遍使用显微镜，通过涂片染色的方法观察各种细菌的形态特点，并开展了细菌培养，形成医学实验室的早期雏形。

（二）萌芽阶段——医学检验的普及与推广

早期检验技术比较简单，当时主要是由临床医师自己来完成实验室工作。后来，由于检查项目的复杂性、多样性以及工作量的增加，临床医师难以独立完成全部的实验室操作，因此，需要助手协助实验室工作。随着检验技术人员的扩大，1912年在英国利物浦成立了世界上第一个"病理学与细菌学助手协会"，医院实验室的技术工作逐步成为一个独立的职业。但是，在很长的一段时间，实验室技术人员的工作性质仍是辅助性的，需要在临床医师的指导下开展工作。就是在这一时期，相关院校陆续开设了训练实验室技术人员的课程，逐步形成有专门人才培养、操作规范并上升成基本检验理论的学科萌芽。

（三）现代科技阶段——现代检验仪器的普遍使用

二次世界大战后，随着科学技术和现代医学的发展，检验医学也取得了长足的进步，各种自动化分析仪器开始进入医学实验室。20世纪50年代中期，SMAC化学分析仪（Technician公司）生产的开始在临床应用，各种类型的自动化分析仪相继问世，逐步取代目测比色计和分光光度计。

高效、先进的检验仪器的大量应用，使实验室从原来的手工作坊模式，逐步发展成为具有良好组织形式和工作条件的专业医学实验室。在医学实验室，原有人员需要适应学科的发展和更高的用人要求，一些临床医师转行开始专职从事实验室的工作，接受过生物、生化、微生物等专业训练的毕业生也陆续进入检验医学领域，随着人才培养模式、学科体系的日趋完善，检验医学逐渐发展成为一个独立的学科。

现代检验技术和仪器极大地推动了检验医学的发展，到了20世纪80年代国际上用医学实验室科学取代医学技术学。从而将医院实验室从单纯的技术层面提升到科学层面，进而使用更为确切的名称实验室医学。

二、医学检验仪器的特点和分类

(一) 医学检验仪器的特点

医学检验是以离体的血液、体液、分泌物、排泄物和脱落细胞等为标本，通过试剂、设备、仪器、技术等进行检测，并对检测的过程进行全面的质量控制，最终得出可靠的检测结果，为临床疾病诊断、疾病研究、药物分析、治疗指导、科学研究和人群保健康复提供客观依据的现代化实验室仪器。其品种繁多，发展很快，多是集光、机、电于一体的仪器，使用部件复杂多样。尤其是随着仪器自动化、智能化程度的不断提高，仪器功能的不断增强，各种自动检测、自动控制功能的增加，临床检验仪器的设计更加精密、结构更加紧凑复杂。一般来说，临床检验仪器具有以下特点。

1. 自动化程度高

检验仪器在同一检测系统中可同时具备包括标本自动识别、自动接受、自动离心、自动放血、自动检测；结果自动记录、自动分析、自动报告；随后标本自动拆卸，仪器自动清洗等功能。

2. 多技术领域且结构复杂

临床检验仪器涉及光学、机械、电子、计算机、材料、传感器、生物化学、放射等多技术领域，是多学科技术相互渗透和结合的产物。高新技术的发展和应用，使得临床检验仪器基本实现光机电算一体化和智能化。电子技术、计算机技术和光电器件的不断发展和功能的完善，更多的新技术、新器件的推广应用，使得临床检验仪器的结构变得更加复杂。

3. 仪器功能多、方法先进

在同一仪器中，可以采用生物学法、生物化学法、免疫学法、干化学技术和超声分析法等方法进行标本检测，可同时开展多个项目检查，可同时报告多项参数；临床检验仪器始终跟踪各相关学科的前沿。电子技术的发展、计算机的应用、新材料及新器件的应用、新的检验分析方法等都在医学检验仪器中体现出来。

4. 检测精度高

临床检验仪器用于测量某些组织、细胞的存在、组成、结构及特性并给出定性或定量的分析结果，所以要求精度非常高，目前临床检验的仪器对所测项目基本都可达到任意测试的要求。

5. 对使用环境要求严格

检验仪器的自动化、智能化、高精度、高分辨率，以及其中某些关键器件的特殊性质，决定了检验仪器对使用环境条件要求很严格。

6. 应用新技术

目前普遍采用可靠性技术、传感技术、系统集成技术、CAT（计算机辅助检测技术）、DSP(数字信号处理技术)、智能控制技术及人机友好界面技术等。

(二) 临床检验仪器的分类

临床检验界对临床检验仪器的分类争议较大，有主张以检验仪器的工作原理为主对临床检验仪器进行分类的，如按力学式检验、电化学式检验、光谱分析检验、波谱分析检验等进行分类；也有主张以临床检验的方法为主对临床检验仪器进行分类的，如按目视检查、理学检查、化学检查、显微镜检查、自动化技术检查等进行分类。随着现代技术在检验仪器中的广泛应用，临床检验的方法和手段也发生了划时代的变化，因此，临床检验仪器的确切分类的难度越来越大。依据临床检验中的使用习惯，将所介绍的各种临床检验仪器，大体分为以下几类。

(1) 临床检验常规仪器包括：显微镜、血细胞分析仪、血液凝固分析仪、血沉分析仪、血小板聚集仪、血液流变分析仪；尿液分析仪、尿沉渣分析仪；自动生化分析仪；电解质分析仪、血气分析仪；自动血培养仪、微生物快速检测仪；酶免疫分析仪、发光免疫分析仪、微量蛋白比浊仪、磁分离酶联免疫测定仪等。

(2) 分离分析检验仪器包括离心机、色谱仪器、电泳仪器。

(3) 光谱分析检验仪器包括紫外—可见分光光度计、荧光分析仪、原子吸收光谱仪、原子发射光谱仪、荧光光谱仪。

（4）分子诊断检验仪器包括流式细胞仪、实时荧光定量 PCR 仪、全自动 DNA 测序仪和蛋白质自动测序仪等。

（5）细菌培养与生物安全相关仪器包括培养箱、生物安全柜、净化台等。

（6）其他临床检验仪器包括即时检测仪器和自动化流水线。

目前，在临床检验中还常常联合使用不同类别的检验仪器，称为多机组合联用，以达到最佳的检验效果。

第二节　仪器在检验医学中的作用

一、仪器是完成实验室工作的主要工具

人体是一个复杂的有机体，含有成千上万种物质。临床检验诊断的目的是通过仪器和各种方法，分离、分析在某一特定疾病时，体内特别是体液中出现的某些指标量或质的异常，帮助临床诊断、治疗和预防疾病，是医学中不可或缺的一个重要分支。学术界也把实验室工作称"实验诊断学"。

近20年来，随着基础医学和临床医学的发展，分子生物学、流式细胞术、免疫学、蛋白组学、生物芯片等新理论、新技术不断涌现，推动了检验医学的发展。计算机技术、生物传感技术、信息技术、自动化的结合使新技术和新方法常常以新型仪器的形式出现在实验室。仪器是实验室完成检测的主要工具。比如PCR（聚合酶链反应）是一种检测基因的方法，PCR仪亦是根据PCR原理设计的仪器，使手工单个DNA测定可用于多样本同时扩增和测定。计算机又使操作简易、统一、快速。以后进一步发展出现了荧光PCR法，随即诞生了可定性或定量测定基因片段的荧光PCR仪。一般来说，是先出现需要检测的项目，然后发明了检测项目的多种方法，确定检测这一项目的最佳方法，当这一方法为公众认可后，才出现新的仪器，使方法标准化、快速化或称计算机化，操作更简易。

在一个现代化的实验室，从管理层到每一位员工的日常工作就是通过各种各样的仪器完成的。工作人员的技术水平，精湛与否体现在是否熟练地应用和操作仪器。目前临床实验室常用的仪器主要有形态学分析的显微镜包括普通光学显微镜、相差显微镜和具有图像获取和处理功能的图像分析系统以及电子显微镜；血细胞分析仪包括三分类和五分类血细胞分析仪；各种血栓与止血功能检测仪器如凝血仪、血小板聚集仪、血流变检测仪；尿液分析仪包括尿干化学和尿沉渣分析仪，生化分析仪包括干式生化分析仪和大型生化分析仪；免疫分析仪包括半自动的酶标读数仪和洗板机、全自动酶标仪、

各种化学发光和荧光免疫分析仪；微生物培养和鉴定仪以及药敏分析仪，流式细胞仪，PCR 扩增仪、实时荧光定量 PCR 仪、DNA 测序仪、核酸杂交仪，血气和电解质分析仪，免疫浊度分析仪包括散射比浊和透射比浊仪，电泳分析仪，色谱和质谱分析仪包括色谱仪、气相色谱仪、高效液相色谱仪和色谱一质谱联用仪和原子光谱仪等，连接样本前处理和复检、储存等后处理以及生化免疫分析仪的自动化流水线，连接血细胞分析仪、自动推染片机甚至细胞图像分析系统的血液分析流水线，更有全自动采血系统和样本传送系统实现了采血管准备、标签粘贴、样本传送至实验室甚至自动化流水线的全自动化。这些仪器和自动化流水线逐渐走进临床实验室，已经成为临床检验不可或缺的工具，为实验诊断、健康监测和医疗保健提供及时、快速和越来越全面的诊断参考依据。

实验室工作人员，首要的是了解测定某一物质的项目和方法，包括原理、基本操作步骤、影响结果的干扰因素、参考值范围、结果的解释。然后还必须了解选择什么仪器来测定这一项目，仪器参数设置，操作步骤，仪器的维护保养，故障的处理。只有了解熟悉了上述诸点，才能成为一个合格的实验室工作者。临床检验仪器学讲述的内容是检验工作人员基本知识的重要组成部分。

二、选择合适的项目和仪器是实验室重要工作

实验室工作主要目的是帮助临床诊断疾病，每一种疾病往往需要多个项目，而每一项目又有多种检测方法。

实验工作的基本流程往往是这样的，首先由医生和实验室工作人员协商开展的项目，由实验室决定用什么方法和仪器来测定这一项目。然后建立检测方法学指标，确定参考范围或 cut-off 值，建立标准化操作规程（standard operation procedure, SOP）。比如，诊断急性心肌损伤就有多个项目：天冬氨酸氨基转移酶（aspartate aminotransferase, AST），乳酸脱氢酶及其同工酶 1（lactate dehydrogenase, LD、LDH），肌酸激酶及其 MB 型同工酶（CK、CK-MB），心肌肌钙蛋 I 或 T（cTnl/cTnT）和肌红蛋白（myoglobin, Mb）等，在确定项目时，要考虑到病人的实际需要和经济负担，每一病人不可能做全部项目。选择原则为：①了解每一项目的特性，包括敏感性、特异性、出现时

间、窗口期长短等；②参考相关资料进行比较，如有国家标准更好；③现有的仪器是否适合该项测试；④试剂及消耗品价格；⑤临床需求。根据上述原则，一般应首选肌钙蛋白 T 或肌钙蛋白 I，为了观察有无再梗死可增加 CK、CK-MB，如早发急性心肌损伤（< 6 小时）加做 Mb 或 hscTn（高敏肌钙蛋白）。在条件较差，无法做肌钙蛋白的实验室也可用 CK、CK-MB、LDH 代替 cTn 确保病人不漏诊，不误诊，得到及时诊断。

三、选择合适仪器是实验室水平和质量的保证

分析仪器的发展体现了光学、精密机械、微电子、计算机技术等许多先进技术的进步，是防病治病、提高人民健康水平的重要工具。

仪器的选择是实验室工作人员的职责，更是管理层的重要工作。仪器选择首先要收集多方面资料，以便了解仪器的原理和适合检测的项目、仪器的特性、准确性、精密度、故障率、运行速度、机器价格、培训情况，试剂是专用还是通用、仪器类型和型号。在检测时，要确定仪器室间质评比对结果良好，室内质控在控。

仪器的选择，并不是实验室经常进行的工作，但是十分重要，拥有一台性能良好的仪器将能保证实验室工作顺利，故障率低，结果正确，很好完成实验室工作任务。

第三节 医学检验仪器的进展与趋势

临床实验室技术逐渐改变了传统的检验方法，新的检验技术为疾病的诊断分析提供了更为快捷、更为精确的方法．临床实验室仪器的设计更加注重人性化、低成本和利于环保。目前，全球的医学检验仪器产品在技术上正朝向数字化、网络化、微型化方向发展。提出了检验仪器设备的发展方向——自动化、智能化、标准化、个性化以及小型便携化。

一、临床检验仪器的进展

17世纪末，荷兰人吕文虎克（Antony van Leeuwenhook）在诊断中创造了显微镜。随后，人们相继应用显微镜观察到血液中的红细胞和白细胞，开始改变仅限于用感官直觉（色、嗅、味等）观察尿液的方式，一些只凭人们感官操纵的检验仪器不断出现。随着第一次产业革命的到来，机械指针式检验仪器和检验控制装置开始问世。

20世纪初，电子管的发明及电子学的蓬勃发展，促进了近代医学科学和自动化理论与实践的飞速发展。临床上要求检验科提供的支持诊断、鉴别诊断和准确诊断的依据不断增多，要求也不断提高。这些都为近代临床检验仪器的发展奠定了基础。随着晶体管的发明，数字化技术进展迅速，各种模拟——数字转换技术日趋成熟。从20世纪50年代到60年代中期，一大批数字式检验仪器开始应用于临床检验。例如，生化分析仪就从单通道连续流动式发展到多通道连续流动式自动分析仪。在这个阶段，虽然电子计算机的发明在科学技术领域引起了轰动，但计算机技术并未对临床检验仪器产生革命性的影响。这是因为当时的计算机还是一种技术复杂、价格昂贵的设备，只有少数专业人员才能掌握和操纵。因此，计算机很难在临床检验仪器中获得普遍应用，仅有少数需要浩繁数据处理的大型精密检测仪器如质谱仪、波谱仪、声谱仪等才尝试使用计算机技术。

20世纪70年代，随着大规模集成电路制造技术的发展，发明了微处理器芯片。随后，美国开始制售配微型计算机的检验、分析仪器产品。从1975年起，微处理器和微型计算机在各种检验、分析仪器中的应用以平均每年35%的速度递增。到20世纪90年代，由计算机系统控制的多通道的自动化分析仪，随机任选式、大型的、微机化的全自动生化分析仪等已在中等规模以上的医院普及应用。

全实验室自动化（total laboratory automation,TLA）又称全程自动化，是指将临床实验室相互有关或互不相关的自动化仪器串联起来，构成流水线作业的组合，形成大规模的全检测过程的自动化。在运行时，一份样品自临床科室运送至实验室后，首先由条形码识别器加以识别、分类，自动混匀、开盖或离心分出血清，再分配至不同的自动化分析系统（如生化系统、免疫系统）进行测试、打印及储存结果。试验完毕后分析系统处于待命状态，临床实验室信息系统（laboratory information system,LIS）采集系统中各个部分的临床检验数据并核实检验结果，为临床诊断和治疗提供准确的信息，将LIS连接到实验室信息系统上。测定标本刚刚通过流水线时，所有检验信息可立刻为整个医院所共享。

全实验室自动化于20世纪80年代首见于日本。当时日本Dr.Sasaki建立了世界第一个组合式实验室，采用标本传送系统和自动化控制技术，检验人员只需将标本放入传送带，分析仪器便可根据设计好的程序工作，检验人员不再接触标本，自动取样、自动报告，减少了操作人员感染疾病的概率，节省了劳动力。如Aeroset型全自动生化仪每年可完成150万次检验，检验59个项目，每个小时可完成2000次检测，此后日本其他实验室也相继发展了自己的全实验室自动化系统。日本国立医学院70%以上的医院配备了不同规模的自动化系统。由于装备全自动检验系统所需费用较高，限制了在中小医院和经济欠发达地区的发展。20世纪80年代末和90年代初美国和欧洲也相继建立了自己的全实验室自动化系统。全实验室自动化除了有各系统的自动检测仪器外，还要有样品运送、分离、条形码处理、分配等前处理的自动化，即样品前处理系统。

进入21世纪，临床检验仪器技术更新快、高科技含量增长迅猛，正向自动化、智能化、一机多能化方向发展。发展更新主要表现在：基于微电子技术和计算机技术的应用实现检验仪器的自动化；通过计算机控制器和数字模型进行数据采集、运算、统计、分析、处理，大大提高了检验仪器的数据处理能力，数字图像处理系统实现了检验仪器数字图像处理功能的发展；检验仪器的联用技术向检测速度超高速化、分析试样超微量化、检验仪器超小型化的方向发展。大多临床检验仪器已具备超微量分析的能力，检测全程由计算机控制，其智能化、自动化、一机多能化程度更高，许多仪器都集大型机的处理能力和小型机的应变能力于一身。如生化分析仪器的光路系统技术更先进，可使波长范围更宽、稳定性更高，操作系统的数据分析和处理能力更强，更方便实现网络化；免疫分析仪器的特异性和灵敏度更高等等。

近几十年来，医学、生理学、生物化学等学科研究的深入使生物体信息量不断增加，极大地促进了临床医生对检测项目的需求，而生物样品中诸如激素等微量至痕量组分对临床疾病诊断具有重要作用，为发展快速灵敏的检验仪器产生了巨大的推动力。荧光偏振、化学发光、分子标记、生物传感、生物芯片等高新技术的出现与应用，不仅使临床检验的仪器设备不断向灵敏度更高、需要的样品用量更少、分析速度更快、操作更便捷的方向发展，而且使检验仪器的更新周期大为缩短。临床检验仪器的"模块化"和"全实验室自动化"的实现，打破了传统的临床检验的技术分工模式，使得一份样品可以自动满足所有血液、生化、免疫等不同检测项目的要求。而临床检验仪器的小型化、操作简便化更使得检验人员、临床医护人员，甚至病人自己或其亲属可以在病人床边或病人家中完成某些通常需要在专门实验室才能完成的检验项目的检测。

二、临床检验仪器的发展趋势

目前，全球的医学检验仪器产品在技术上正朝向数字化、网络化、微型化方向发展。提出了检验仪器的发展方向——标准化、自动化、信息化、人性化和临床化以及小型便携化。分子生物学技术、流式细胞技术、标记免疫技术、生物质谱技术、生物传感技术、信息技术等一系列的新技术已经运用到仪器的研发中，成为核心技术和前导技术，影响着检验仪器发展的方向。

（1）由计算机技术和通信技术相结合而发展的计算机网络，已广泛应用到临床检验实验室中，形成了多用户共享、高精度、高速度、多功能、高可靠性的检验仪器。

（2）利用物理学的新效应和高新技术及其成就，开发新型检验仪器；利用高灵敏度、高稳定性、强抗干扰能力的传感器技术和纳米检测技术，研制高精度、高分辨率的检验仪器。

（3）模块式设计形成一个高质量、多功能的检验系统，实现了一机多用。一台仪器可测定常规、特殊生化、药物治疗、滥用药物、特种蛋白、免疫等多种项目，还可以方便地增减各种可选部件及外部设备，扩展其功能。随着临床检验项目的增多，新理论的研究、应用及新技术的引进，各种检验仪器的组合联用已大量涌现。模块式接入系统使用更方便灵活、经济实用。不同模块联机组合实行自动进样、自动切换、自动分析处理复杂数据。这些技术的革新都将大大降低检验成本，提高临床检验的质量监控水平。

（4）高智能化的临床检验仪器。原先借助人工操作实现的标本送入、条形码输入、完成检测、数据存储输出、连接网络等工作过程，现在完全由计算机控制的机械系统和数据处理分析系统准确无误地自动完成，速度更快，效率更高。仪器能定期自动校检，原先借助人工操作实现的标本送入、条形码输入、完成检测、数据存储输出、连接网络等工作过程，检测完成后分析结果及时存储，便于查询，避免了差错，缩短了出报告的时间。自诊断、自控、自调、自行判断决策等高智能功能，使检验仪器的操作使用更加方便、快捷，并向全能型、全自动化和先进的"人—机"对话方向迅速发展。

（5）自动化水平更高。检验设备的自动化反映了检验仪器前进的步伐，这里的自动化包括从分析前到分析后的全过程。一些目前还没有完全实现自动化的检测单元也将逐步实现自动化，比如免疫学单元和微生物学单元。各种全自动细菌培养系统、全自动菌落分析仪、病毒免疫荧光分析仪等将会在各级医院检验科普及。分子生物学技术所需要的如 PCR 仪、DNA 测序仪、生物质谱仪、流式细胞仪这些高科技的自动化仪器也会逐步普及。各种新型检验仪器竞相涌现，它们的共同特点是具有先进的检测系统和强大的数据处理功能，其功能及性能日趋完善，检测速度更快、准确度更高、重复性更好、交叉污染和消耗也更低。

（6）仪器更个性化。以需求为导向的生产同样是未来检验医学设备的发展趋势，实现设备的个性化发展迫在眉睫。今后发展的重点在于核心装备与关键技术的选择，针对市场需求重点发展常规仪器，适量发展先进仪器。

（7）即时检验仪器的临床应用。随着微电子技术和电极技术的进一步发展和人们生活节奏的加快，方便快捷的疾病诊断和治疗、家庭医疗与保健将越来越重要。因而功能强、集成度高、体积小、可靠性高、价格低、使用方便的即时检验仪器将得到快速发展，其小型便携、功能全面，方便床旁检测和现场实时监测，病人甚至可以自己进行简单的测试，对于及早诊断、疗程监控都有实际意义，即时检验仪器已形成在医疗设备领域快速发展的趋势，日益受到各国科技界的普遍重视。随着微型化技术的发展，纳米技术的创新应用，微型检验仪器不但能进入人体各管腔，而且可能进入细胞内应用。在未来的世界医疗器械发展中，微型检验仪器的开发应用将有着巨大的市场潜力和长远的生命力。例如，小型血糖仪已经广泛应用，不仅门诊检验必备，很多有糖尿病病人的家庭也备有，以便随时监测血糖水平。各种更小型便携的生化分析仪、心电图仪、B超、血气分析仪、电解质分析仪、血凝仪及其他急诊项目检测仪器等将逐步应用于临床，也将为各社区医疗保健工作、急诊、出诊带来方便。

（8）多功能、多参数、智能化和尖端化检验仪器的不断涌现，又推动检验医学不断发展，进入新水平。例如，多分类的血细胞分析仪的应用，把临床检验血液学提高到了一个全新的水平；连续高速化、组合化、超微量化、智能化和尖端化的全自动生化分析仪推动临床生物化学检验不断朝着分子水平迈进。

（9）注重环保。检验人员在工作过程中极易受到病菌感染，使用真空采血针和装备自动化检测仪器可以减少污染，提高功效。检验使用的化学试剂易污染水源，采用干试剂检测，能够减少对水的污染。瑞士 AVI 公司生产的生化分析仪可将反复使用的反应杯子自动冲洗干燥，还可将废液分成高危液和稀释液，便于分类排放，有利于环保。医疗服务市场的竞争，加剧了医学检验仪器设备的更新换代，生产商也不断地寻求新的商机。在医疗仪器市场竞争中，只有追求新技术才能不断地占领市场制高点。自动化、高智能、新设计组合、低成本、低污染仍然是临床检验仪器发展的方向。

21 世纪是生物科学高速发展的时代，随着生命奥妙的不断被揭示，医学检验将由"过去时"走向"将来时"，即由疾病发生后的检验印证变成前瞻性的检验诊断，还将在个体化治疗和药效评价上发挥重要的作用，由被动变为主动，为临床诊断提供更为准确的依据。在全球化背景下的中国检验医学正在与国际接轨，不断迈上新的台阶。

医学检验仪器学是在人们认识疾病、明确诊断、观察疗效、推测预后和不断提高人类生存质量的过程中，为适应临床需求逐步发展起来的一门新兴学科。科学技术的快速发展，促进了临床检验仪器的不断更新与进展，智能化、自动化、多功能集成化是检验仪器更新的重要趋势，随着人类基因组序列草图的绘制成功，人类的遗传密码的破译，还将促进临床检验新理论、新技术和新仪器的不断涌现。

第二章　医学检验仪器的管理

医学检验的仪器是实验室的重要资产，也是重要的检验工具，对保证检测结果的准确和可靠起到至关重要的作用。因此，如何加强仪器设备管理工作，发挥仪器的效益，是实验室的重要内容，对保证工作质量和技术水平起着重要作用。

第一节　医学检验仪器的管理

医学检验仪器的管理是指在实验室环境下，根据一定的程序、方法和原则，对实验室仪器设备在整个寿命周期中加以计划、指导、维护、控制和监督，使之安全、有效、高质量、高效益地为实验室工作服务。它是自然科学与管理科学相融合、技术与经济相结合的边缘科学，同时也是一项系统工程。实验室仪器设备的管理内容可以概括为两个大的方面。其一是"软件"管理，包括实验室仪器设备的配备与购置管理(配备标准、购置计划、购置论证、采购和验收等)，使用管理(规章制度、操作规程、记录、出借、转让、调拨和报废等)。其二是"硬件"管理，包括技术管理(仪器设备量值溯源，仪器设备的技术资料管理，仪器设备的维修、改造和更新等)，日常管理(仪器设备的分类、编导、登记和标志，仪器设备的保管，仪器设备的事故处理等)。

一、仪器设备管理

(一) 仪器设备的购置管理

购置管理是仪器设备管理工作的重要环节，是实验室技术和经济保障的源头。通常，购置仪器设备需要做好计划和论证两项工作。

1.计划

实验室仪器设备的购置，应根据工作内容和发展需要有计划地进行。首先实验室要填写并向仪器设备管理部门提交"仪器设备购置申请表"。仪器设备管理部门进行综合评价，制订仪器设备采购计划，报上级主管部门审批，最后由仪器设备采购部门按有关采购管理办法进行采购。

2. 论证

论证的目的是为了避免重复购置、低水平投资和运行不良，同时确保购置的仪器设备质量可靠、使用安全。可行性论证包括项目论证和技术评估两方面的内容。

（1）项目论证：对仪器设备购置的必要性、可行性、经济效益等进行论证。它包括：①投资必要性论证；②经济效益预测；③技术力量配备的论证；④安装条件的论证；⑤运行费及维护资金来源的论证。项目论证是配置和购买仪器设备的重要环节，必须在技术评估前就要做好项目论证，否则，再好的技术评估都将前功尽弃。

（2）技术评估：指对拟购仪器设备同类型号、性能、配置和技术指标等进行调研，收集各种同类产品的技术资料，然后进行分析和比较。技术评估的内容应包括：①技术先进性；②仪器设备可靠性；③可维护性；④安全性；⑤节能性；⑥配套性；⑦环保性；⑧前瞻性；⑨合法性。

购置选择仪器设备是一项综合技术，必须认真做好调查并对诸多方面因素进行全面的综合分析。当本单位缺少适当的专业人员时，应通过专业机构的专家进行咨询，力求获得尽可能准确可靠的信息，以免做出错误的判断。购置仪器设备往往投资费用大，对实验室技术和经济保障影响大，可引入投资风险问责制，分清责任，加强论证管理。

（二）采购规范

我国现有的医疗卫生机构绝大部分属于国有公共卫生事业，医疗设备和器材的购买属于非生活性基础设施项目，在《中华人民共和国招投标法》规定范围内。临床实验室设备和器材的采购应通过招标采购，如公开招标、邀请招标、竞争性谈判招标等方式进行。无论以何种形式进行招标采购都应秉承公开、公平、公正及诚实守信原则。

（三）仪器设备购置受控

根据国家标准《检测和校准实验室能力的通用要求》（GB/T15481）中"服务和供应品的采购"要求，实验室应制定以下内容：①控制选择供应商、购买、验收和存储工作的程序；②技术评审程序；③行政审批程序；④采购文件描述拟采购的仪器设备的资料或信息；⑤评价跟踪程序，评价和跟踪评价仪器设备的供应商，其内容包括供货质量、交付进度、履行合同情况、有无质量保证体系、货源是否稳定、价格是否合理、售后服务、包装运输质量等；⑥建立供应商档案；⑦编制合格供应商名录，跟踪其持续保持的能力。

(四) 验收管理

仪器设备的验收是保证仪器设备质量和正常运行的关键环节；验收工作可分为到货验收与技术验收两部分，是购置过程的结束，常规管理的开始；它是一项技术性很强的工作，必须有一套完善的验收程序。

要成立专门验收小组，由熟悉该类仪器的专家负责，组织学习说明书等资料，拟订验收、安装的计划并认真实施。验收人员应当具备高度的工作责任心和一定的专业技术水平，熟悉验收工作流程。验收工作应及时地严格按照有关要求和程序进行，特别是进口的大型仪器设备，合同索赔期在其到达口岸至验收之间有一定的时间要求，验收不及时会造成不应有的损失。

(五) 仪器安装

设备的安装、调试、验收是购置过程的一个重要环节。设备购置到位通过验收后，代理公司和生产厂家根据医院所购置的医疗设备，提出具体的安装要求，通过医院设备管理部门与检验科协调，并向医院领导汇报安装地点和安装技术要求。

临床检验设备的正常使用对环境有一定的要求。如需要一定的温度、湿度范围及合适的使用面积和室内空间等。在设备安装前，医院应按照厂家提供的设备安装必备条件做好安装前准备，如水、电、网络线等的铺设。在安装前能对仪器的结构原理和性能进行熟悉、了解，使安装调试顺利进行。实验室的工作环境应能确保测试结果的有效性和测量的准确性。

二、仪器设备使用管理

仪器设备使用管理包括：仪器设备的分类、编号和登记；规章制度的建立、执行和落实；仪器设备的使用、保管与维护；仪器设备的出借、转让、调拨和报废；仪器设备事故处理等。

(一) 仪器设备的分类、编号和登记

实验室仪器设备种类繁多，分类、编号和登记是仪器设备管理的重要手段，应有统一的分类代码及编号。分类编号确定之后，为了便于核对管理，应在仪器设备上做出标志，粘贴标签，并及时填写各种统计报表.供财务部门、仪器设备管理和使用部门登记。为了掌握仪器设备的分布和流向，便于仪器设备各种信息的综合利用与共享.可建立仪器设备管理数据库，并实现计算机网络信息化管理。

(二) 规章制度的建立

仪器设备管理是一项系统工程，实验室工作与仪器设备构成庞大的运作体系，交织着各种技术、经济与安全问题。应根据国家有关的法律、法规和政策，建立健全适合本单位仪器设备管理的各项规章制度，明确各自的职责，使仪器设备的管理工作制度化、规范化。切实可行的规章制度是有效管理的基础，有关仪器设备管理的规章制度应包括：购置审批制度、采购管理制度、验收管理制度、操作使用管理制度、维修保养工作制度、报损报废制度、调剂管理制度、事故处理制度和计量管理制度等。以上可根据实际情况制订。

(三) 仪器设备的使用、保管与维护

仪器设备经过验收投入使用后，使用部门要落实操作和保管人员，建立岗位责任制，制订操作规程和维护、使用管理办法，以保证仪器设备经常处于可用的良好状态。凡本单位已不适用或长期闲置的仪器设备，要及时调出。对不值得修复改造的陈旧仪器设备，可以申请报废，经过技术鉴定，办理报废手续，并做财务处理。

1. 仪器设备的使用

仪器设备的使用原则是安全、合理、充分。仪器设备的合理使用是延长仪器设备的使用寿命、保持仪器设备应有精度、提高使用效率的重要保证。合理安排仪器设备的任务和工作负荷，既要禁止仪器设备超负荷运行，又要避免高精度仪器设备长期低档运行，浪费精度，增加损耗，同时也增加检验成本。从事仪器设备操作的工作人员应经过必要的技术培训，考核合格方能上机操作。大型精密仪器设备更应从严掌握。

建立健全操作规程及维护制度。仪器设备使用科室在安装验收完成后

正式投入使用之前，应根据仪器设备的使用操作说明书、维修手册、有关国家规定和实际工作使用要求制订好操作规程，明确基本的操作步骤和正确的使用方法。操作规程制订后，操作人员应学习、掌握每项规程。并试运行一个月以上，然后统一报仪器设备管理部门审核、存档。对于固定使用场地的设备、操作规程应张贴（悬挂）于使用场地；对于移动使用的设备应以书面形式保存在随时可以看到的适当位置。操作使用人员必须严格按照操作规程操作。

提供良好的运行环境：根据仪器设备的不同要求，采取适当的防潮、防尘、防震、保暖、降温、防晒、防静电等防护措施，以保证仪器设备正常运行，延长使用寿命.确保实验安全、数据可靠。设置仪器设备警告标志，仪器设备在使用中可能造成工作人员或无关人员的危害，必须有明确的危险警告标志。如放射线、电离辐射、高磁场等区域，应在有危险的通道与人口处设置明显的警示标志，警告哪类人员不能靠近或禁止入内，提醒进入操作区的注意事项及可能造成的危害。

2. 仪器设备的保管和维护

保管和维护工作是仪器设备使用过程中的一项例行工作。做好仪器设备的日常维护保养，对延长仪器设备的使用寿命意义很大。建立健全仪器设备的保管制度：对所有仪器设备无论是投入运行还是储存状态，均应指定人员保管。保管人员应负责仪器设备的日常维护、保养工作和日常运行档案的记录工作。在仪器设备保管过程中，应按规定要求对其进行状态标志。例如：正在使用的仪器设备用绿色标志；备用仪器设备用黄色标志；损坏停用的仪器设备用红色标志。

根据仪器设备使用手册和操作规程要求，做好仪器设备外表的清洁、防尘罩清洗、防潮袋的更换、管道的清洁、废液的清除、电池的定期充电及打印纸的更换安装等工作。对暂时不用的仪器设备，应封存保管，并定期清扫、检查，做好防尘、防潮、防锈等维护工作，以保护封存仪器设备不致损坏。对不再使用或长期闲置的仪器设备，要及时调出，避免积压浪费。

3. 仪器设备事故处理的基本原则

立即组织事故分析和不失时机地组织抢修及其他善后工作，尽量把损失减至最小，争取仪器设备尽快恢复运行，重大设备事故应及时报告上级主管部门，并保护好事故现场。

处理事故必须坚持事故原因分析不清不放过，事故责任者和有关人员未受到教育不放过，没有采取防范措施不放过的原则。在事故原因未查明以前，切不能草率开机，以免扩大事故及损失。凡因责任原因造成的损失，应追究当事人的责任和赔偿。重大事故要严肃处理，对故意破坏现场以逃避责任者，要加重处理。

三、仪器设备技术管理

(一) 仪器设备量值溯源

为确保计量仪器设备量值准确可靠，实验室所有在用计量仪器设备均应溯源到国家基准，量值溯源有效合理的方法和手段是对实验室中所有对检测结果有影响的在用计量仪器设备进行检定和校准。计量仪器设备的检定和校准可分以下三种情况：①购买后首次使用时的检定和校准；②周期性检定和校准；③维修后的检定和校准。

(二) 仪器设备的技术档案管理

仪器设备的技术档案是正确使用仪器设备及考核和评价仪器设备完好程度的重要依据。仪器设备技术档案主要分为两大部分。

1. 原始档案

原始档案包括购置仪器设备的申请报告 (论证报告)、订货合同和验收记录，以及随仪器设备带来的全部技术资料 (如仪器设备结构原理图、电路图、出厂检验单及合格证、使用说明书、附件、备件明细表等)。

2. 使用档案

使用档案包括工作日志和履历卡。工作日志主要记录仪器设备每次使用的操作人员、操作时间、仪器设备运行情况、工作内容及结果等，是考核仪器设备使用效益的重要依据。

维修记录卡主要记录故障现象、原因，排除故障采取的措施、维修记录、质量检定及校准记录、技术改造记录等技术状态情况。它是仪器设备的性能和技术指标的历史记录，是考核仪器设备技术状态的依据。

仪器设备技术档案管理的要求要及时、齐全、翔实、整洁、规范。所有仪器设备技术档案必须要妥善保管，不得随意销毁。属于报废或淘汰的仪器设备的技术档案处理，应报告仪器设备主管部门，并按批复进行处理。

（三）仪器设备的修理与淘汰

1. 仪器设备的修理

仪器设备在使用过程中，由于自然和人为原因，技术状况逐渐发生变化，工作能力和使用性能逐渐降低，甚至诱发事故。在仪器设备出现比较明显损坏或技术状况出现比较明显劣化，通过日常的维护保养不能恢复技术性能时，需要对仪器设备进行修理，又称维修。

2. 仪器设备的淘汰

（1）仪器设备淘汰的条件：①国家规定的淘汰目录中的仪器设备；②型号过于陈旧不能适应分析检验要求的仪器设备；③已到寿命周期的仪器设备；④虽然未到寿命周期，但由于长时间使用，其主机或主要零、部件严重老化不能修复，或者修复费用与效果极不相称的仪器设备；⑤因事故损坏严重，即使修理也不能恢复原来的技术性能的仪器设备；⑥由于不合格修理造成无法弥补的损坏的仪器设备；⑦非国家认可的专业生产单位制造的仪器设备。

（2）仪器设备淘汰的程序：①使用部门提出申请并提交技术鉴定资料；②有关专业人员检查，必要时进行复核鉴定；③仪器设备主管部门审批；④执行淘汰决定，办理手续，账目和实物核对销出。

（四）仪器设备的技术改造和更新

仪器设备的技术改造和更新是把科学技术的新成就应用于现有的仪器设备，改变它的技术状况，提高其技术水平，使老设备发挥新作用，它是实现仪器设备现代化的一个重要途径。为了使经过改造的仪器设备获得预期的技术性能和测试效果，应事先提出技术改造和更新方案，做出经费预算，进行可行性论证，然后报主管业务部门审批，以确保技术改造的顺利完成。实施改造和更新时，应会同仪器设备的制造厂家或销售商家的技术人员一起进行工作。完成后，要组织验收和技术鉴定。

第二节　医学检验仪器的选择与引进

随着医学科学的不断发展，各医院相继引进各种多功能、自动化、高灵敏度和精密度的实验仪器，加强了检验科的基础建设，拓宽了检验项目范围，提高了检验结果的档次、质量和速度，为临床提供了大量准确数据和部分组合配套试验参数，提高了医院的医疗水平。同时，也给仪器的选择和规模化管理提出了更高要求，是加强医院管理的一项重要内容。

一、医学检验仪器的选择

(一) 医学检验仪器的选用标准

随着社会的进步和科学技术的发展，医学检验仪器的发展日新月异，因此对医学检验仪器质量的评估越来越严格，选用的标准越来越全面。选用医学检验仪器的标准应着眼于全面质量。全面质量是指对医学检验仪器精度和性价比的总体评价，或者是通过对用户满意度的调查而获得的总体评价。一般可从以下几个方面进行考虑。

(1) 功能性指标：要求医学检验仪器应用范围广、检测速度快、检测参数多并有一定的前瞻性，用户操作程序界面全中文显示，操作简便、快捷。

(2) 可靠性指标：要求医学检验仪器精度等级高，稳定性和重复性好，灵敏度高，误差和噪音小，线性范围宽，响应时间短等。

(3) 应用性指标：①国内有配套试剂盒供应；②医学检验仪器的装配合理.材料先进；采用标准件及同类产品通用零部件的程度高；③售后维修服务好。

(4) 经济性指标：医学检验仪器设计优化及性价比高，工作成本、储存、运输、维护保养及维修等费用适宜，能充分体现高效益、低成本的整体社会经济效果。

总之，选择医学检验仪器的工作十分重要。在实际工作中.上述各个指标是否需要及相对重要程度如何，一定要结合临床具体检测的需求及单位的具体情况进行选择。

(二) 选择临床检验仪器的原则

选用临床检验仪器的原则应着眼于仪器精密程度和价廉质高的总体评价，或者说是通过使用户满意而获得效果的总体水平。从不同的角度出发，选用的标准也不一样。一般可从以下几个方面加以考虑。

(1) 要求仪器的精度和分辨率等级高、应用范围广、检测范围宽、稳定性和重复性好、灵敏度高、误差和噪声小、响应时间短等。

(2) 要求仪器的检测速度快、检测参数多，结果准确可靠，重复性好。

(3) 用户操作程序界面全中文显示，操作简便，快捷。

(4) 一般应有国内生产的配套试剂盒供应。

(5) 仪器不失效的性能、寿命、可维修性和仪器的保存性能好，如仪器的装配合理、材料先进、采用标准件及同类产品通用零部件的程度高、售后维修服务好等。

(6) 能充分体现高效益、低成本。

以上各个标准的相对重要程度，可以结合临床检测的需求及各检测项目的具体要求进行分析。

二、医学检验仪器引进

(一) 仪器引进的常用评估指标

仪器和方法学发展的最终目的是更准确反映机体在疾病时的特征。为准确选择方法和仪器，学术界提出了一套评估方法学和仪器的指标来帮助实验室完成仪器的选择。

1. 金标准指最可靠和最可信的指标，凡符合金标准的指标都是确诊疾病的特异性指标，即特异性100%。用金标准可以判断其他标准。在肿瘤标志学中通常以手术所见结合病理结论作为金标准。其他检测方法的结果和金标准比较，两者皆阳性称真阳性，两者皆阴性称真阴性，金标准阳性，其他方法阴性称假阴性，金标准阴性，其他方法阳性称假阳性。

2. 敏感性（sensitivity）又称灵敏度，反映该试验正确判别某种疾病的能力，计算公式：敏感度（%）= 真阳性结果的数量 *100%（真阳性结果数量

+ 假阴性结果的数量）。

3. 特异性（specificity）反映该试验正确判别患该病人群的能力指标。特异性 = 真阴性结果数量 ×100%（真阴性结果数量 + 假阳性结果数量），敏感性和特异性是判断肿瘤标志物临床价值的首要指标。

预测值（predictive value,PV）：将敏感性和特异性结合起来，表明患者正常或得病的可能性大小。预测值还和患病率有关。

4. 阳性预测值（PVpos）表示在实验结果为阳性的人群中，真患病的百分率。PVpos= 真阳性结果的数量 *100% 所有阳性结果的数量（包括真阳性 + 假阳性），PVpos 和疾病发病率有关，如果患病率很低，即使敏感性和特异性很高，PVpos 仍然很低。

5. 阴性预测价值（PVneg）表示在实验结果为阴性的人群中，未患病的百分率。PVneg= 真阴性结果的数量 *100% 所有阴性结果的数量（包括真阴性 + 假阴性），PVneg 和疾病发病率有关，如果患病率很低，即使敏感性和特异性很高，PVneg 仍然很高。

6. 准确度（accuracy）表示在所有检测人群中，真阳性和真阴性的比例，准确度 = 真阴性 + 真阳性 / 总检测人数，无论特异性或敏感性高低都能影响准确度。

7. 参考区间、cut-off 值和 ROC 曲线大部分用于诊断的被检测的物质是病人和正常健康人共存，只是病人异常升高。因而需要确定区分正常和病理分界值，当被测物质高于某一上限或低于某一下限均有临床意义时，此上、下限区间称为参考范围或参考区间，当被测物质只在高于或低于临界值的一侧有临床意义时，此临界值称为 cut-off 值，国内称为判断值。判断值的确定在诊断时极为重要，在正确鉴别阴、阳性病人时有重要价值，影响诊断指标（在一些特定的疾病，诊断指标常被称为标志物 -Marker，如心脏标志物、肿瘤标志物）特异性和敏感性高低。科学、客观地确定 cut-off 值的最佳方法是受试者工作曲线（ROC），当用某一肿瘤标志检测一群病人时改变 cut-off 值可得到不同的 ROC，一般以最靠近左上角曲线的相应的 cut-off，为理想的 cut-off 值，这时的诊断准确度最高。ROC 另一作用是比较标志物的优劣，ROC 的曲线下面积越大，该标志诊断价值越大。

(二)选择引进仪器的基本面考虑

选择仪器必须做到：①了解每一仪器的特性，包括检测原理、仪器特点、仪器精密度、仪器准确性、仪器速率等；②参考相关比较资料，如有国家标准更好；③现有的仪器是否适合该项测试；④试剂价格；⑤临床需求。

选择项目、方法和引进仪器是实验室的日常工作，为了保障检测质量，一般遵循以下原则。

1. 目的性

首先要明确引进该仪器或开展新项目的目的。(1)充分了解基础知识和国内外动态，临床检验诊断学是基础医学和临床医学的桥梁。一般来说，临床诊断应用的方法应该是基础医学中比较成熟的部分，只有了解疾病发生发展的规律，才能正确找到新的方法的定位。其次，从历史经验来看，参考国外的经验和国内已有的经验对我们正确选择项目和方法大有裨益。(2)充分了解新方法的临床价值。(3)和临床协商，无论是引进新仪器，还是开展新项目，目的是提高临床医疗质量。临床是检验结果最终的使用者，新的项目只有临床认同，才能得以广泛应用，往往能帮助实验室更好的定位。

2. 高性能

新的仪器不仅在临床上有价值，而且应该在各项指标上都比较优秀。确定和验证仪器关键的性能指标，包括：①精密度(加样精密度、检测精密度、试剂待机稳定性、样本间携带污染、试剂间携带污染)。②检测速度，特别是出具第一份报告的时间。③故障率，故障平均时间和修复平均时间。④准确度(正确度)。也有一些项目，属于新的领域，无相对应的老项目，那就主要根据指标及实际需要来选择，筛查项目更看重敏感性，确诊项目更看重特异性。

3. 实用性

在临床应用的项目，一定要考虑实用性，确能解决实际问题。同时要有经济效益的分析，在多个项目中选择时，经济分析常不可或缺。在方法学考量时，要求方法尽量简单、缩短报告周期(turn around time,TAT)。

4. 稳定性

在仪器运行中观察仪器性能，注重临床反馈意见新仪器验收运行后，继续观察仪器性能，分析使用该仪器测定的各个项目的质控指标，观察该仪器是否满足临床需要。通过室内质控观察仪器的稳定性，通过室间质评观察仪器的准确度。倾听临床反馈意见，以便了解新项目是否达到了原先设想的目的，存在哪些问题，哪些地方需要进一步改进。仪器运行后还要定期（半年或一年）核查和总结仪器状态，确保仪器始终处于良好状态之中。

三、仪器进入科室后要经过严格验收

新购进的仪器须由三方（经销方的工程师、医院设备科及实验室负责人）同时在场开箱验机，对设备安装、调试、鉴定，验收，如合格，再登记入库并写出书面报告。新购仪器设备须经验收合格后，方可投入使用。新购的仪器必须有三证：《企业法人营业执照》《医疗器械注册证》《医疗器械经营企业许可证》上述文件应复印存档。为了确保测量的溯源性，一般主张仪器、试剂、消耗品最好使用同一有溯源性证明的厂家。

选择合适的环境安放仪器，考虑到通风、照明、采暖和水电等基本工作条件。并由设备科和实验室出具验收报告，由设备科确定仪器唯一编号。精密仪器一旦重新定位要重新校准。除了仪器外，凡和定量检测有关的器具都应定期（一年至少一次）由权威单位或厂家对使用的器具进行校准并出具证明材料。校准合格的设备是合格的、可运行的，贴"绿色标识"，"准用"贴"黄色标识"，"停用"贴"红色标识"。

验收报告是首次建立仪器档案，应详尽，包括：仪器名称（中、英文）；制造商名称，唯一的序列号；制造商联系人名字和电话；设备到货日期，设备投入运行时间；当前的位置；接收时的状态；制造商的说明书或存放处。设备档案还包括设备的损坏、故障、改动或修理；性能记录：所有的校准和验证报告（日期、时间、结果、调整、可接受标准、下次校准和验证时间）。如果校准/检定产生一系列校正因子，实验室应确保其备份（如在计算机软件中）得到及时地正确更新；设备的定期维护和保养（频次由仪器说明书要求决定）。仪器档案将随仪器长期存在，记录要齐全。

第三节 医学检验仪器的性能与结构

临床检验的仪器品种繁多，结构五花八门，但共同的工作目标使大部分检验仪器的主要结构的功能及技术要求有不少共同之处。现在简要地介绍这些具有共性的主要结构，以便更好地从整体上去掌握和认识各种临床检验仪器。

一、临床检验仪器常用的性能指标

理想的检验仪器应该确保各种检测信号不失真地流通。因此，应该掌握检验仪器的基本性能指标。虽然各种检验仪器的性能指标不完全相同，但一个优良的检验仪器应具有以下性能：灵敏度、精度高；噪声、误差小；分辨率、重复性好；响应迅速；线性范围宽和稳定性好等。

(一) 灵敏度

检验仪器的灵敏度（sensitivity,S）是指在稳态下输出信号变化量与导致这种变化的样品变化量之比。即检验仪器对单位浓度或质量的被检物质通过检测器时所产生的响应信号值变化大小的反应能力，它反映仪器能够检测的最小被检测量。

(二) 误差

当对某物理量进行检测时，所测得的数值与真值之间的差异称为误差（error）。误差的大小反映了测量值对真值的偏离程度。任何检测手段无论精度多高，其真误差总是客观存在的。当多次重复检测同一参数时，各次的测定值并不相同，这是误差不确定性的反映。

(三) 准确度

准确度（accuracy）是指检测结果偏离真实值的程度，表示检测结果的正确性，是对检测可靠度或检测结果可靠度的一种评价。

(四) 噪声

检测仪器在没有加入被检验物品（即输入为零）时，仪器输出信号的波动或变化范围即为噪声（noise）。引起噪声的原因很多，有外界干扰因素，如电网波动、周围电场和磁场的影响、环境条件（如温度、湿度、压强）的变化等，有仪器内部的因素，如仪器内部的温度变化、元器件不稳定等。噪声的表现形式有抖动、起伏或漂移等三种。"抖动"，即仪器指针以零点为中心作无规则的运动；"起伏"，即指针沿某一中心作大的往返波动；"漂移"，即当输入信号不变时，输出信号发生改变。此时指针沿单方向慢慢移动。噪声的几种表现均会影响检测结果的准确性，应力求避免。

（五）可靠性

可靠性（reliability）是指仪器在规定的时期内及在保持其运行指标不超限的情况下执行其功能的能力，是反映仪器是否耐用的一项综合指标。可靠性指标有平均无故障时间、故障率或失效率、可信任概率 P。

（六）重复性

重复性（repeatability）是指在同一检测方法和检测条件（仪器、设备、检测者、环境条件）下，在一个不太长的时间间隔内，连续多次检测同一参数，所得到的数据的分散程度。重复性与精度密切相关，对于某一参数的检测结果，若重复性好，则表示该设备精度稳定。显然，重复性应该在精度范围内，即用来确定精度的误差必然包括重复性的误差。

（七）分辨率

分辨率（resolving power）是仪器设备能感觉、识别或探测的输入量（或能产生、能响应的输出量）的最小值。例如光学系统的分辨率就是光学系统可以分清的两物点间的最小间距。

分辨率是仪器设备的一个重要技术指标，它与精确度紧密相关，要提高检验仪器的检测精确度，必须相应地提高其分辨率。

（八）测量范围和示值范围

测量范围（measuring range）是指在允许误差极限内仪器所能测出的被检测值的范围。检测仪器指示的被检测量值为示值。由仪器所显示或指示的最小值到最大值的范围称为示值范围（range of indicating value）。示值范围即所谓仪器量程，量程大则仪器检测性能好。

(九)线性范围

线性范围(linear range)是指输入与输出成正比例的范围,也就是反应曲线呈直线的那一段所对应的物质含量范围。在此范围内,灵敏度保持定值。线性范围越宽,则其量程越大,并且能保证一定的测量精度。

一台仪器的线性范围,主要由其应用的原理决定。大部分临床检验仪器所应用的原理都是非线性的,其线性度也是相对的。当所要求的检测精度比较低时,在一定的范围内,可将非线性误差较小的近似看作线性的,这会给临床检验带来极大的方便。

(十)响应时间

响应时间(response time)表示从被检测量发生变化到仪器给出正确示值所经历的时间。一般来说,希望响应时间越短越好,如果检测量是液体,则它与被测溶液离子到达电极表面的速率、被测溶液离子的浓度、介质的离子强度等因素有关。如果作为自动控制信号源,则响应时间这个性能就显得特别重要。因为仪器反应越快,控制才能越及时。

二、临床检验仪器的主要结构

(一)取样(或加样)装置

取样装置(sampling equipment)是把待检测的样品引入仪器的装置。对于检验仪器来说,其取样装置就是进样器。不同的检测目的对样品的要求不同,所以进样器有手动的和自动的。有些检测项目要求进样量能控制得十分准确,特别是微量进样器。例如在色谱仪中,其进样器就是一个微量注射器。

有些流程用的检测仪器,因为流程中的样品主要是气体或液体,其取样装置十分复杂。对于气体样品,还须考虑检测系统是正压还是负压,如果是负压,必须加设抽吸装置,才能将样品抽吸到仪器中进行检测。

对取样装置的材料要求很高,既要能经受住高压、高温或化学腐蚀等恶劣条件的考验,还要保证不会与样品中的任何成分发生化学反应,以免样品失真。

最新开发的加样系统,可实现超微量加样,结合高精可靠的光学测光技术及全数码化技术实现超微量检测。

(二) 预处理系统

预处理系统 (system of pretreatment) 是将样品先进行一系列处理，以满足检测系统对样品的各种要求的装置。如样品的温度，全血标本的抗凝、离心，甚至分子存在状态的要求等。有时还需进一步除去水分和机械杂质、化学杂质等。预处理系统一般包括冷却器或恒温器、过滤器、净化器和保持仪器选择性的某种物理方法、化学方法、生物学方法的处理装置，如汽化转化、呈色反应、裂解、抗原抗体反应、酶促反应等。预处理系统的任务就是要求进入检验仪器的是一份有代表性、洁净、符合检验技术要求、没有任何干扰成分的样品。

(三) 分离装置

在各种能同时检测多种组分的检测仪器中基本都设有分离装置。既包括样品本身各化学组分的分离，也包括能量的分离。如色谱仪中的色谱柱，电子探针中的电子光学系统，光学式的检验仪器中的分光系统。质谱仪利用电场或磁场的变化使带一定电荷的、不同质量数的离子沿不同的轨迹运动而被分离，这种分离既含有组分分离又含有能量分离。总之，将样品各个组分加以机械分离或物理区分的装置都属分离装置。对分离装置的要求，主要是分辨率，各组分检测仪器的分辨率的高低主要取决于分离装置。

(四) 检测器

检测器 (detector) 是检测仪器的核心部分。工作时根据样品中待检测组分的含量发出相应的信号，这种信号多数是以电参数输出的。如光电比色计中的光电池，分光光度计和核辐射探测器中的光电倍增管，电导式检测仪中的电导池，热导式检测仪中的热导池等。一台检测仪器的技术性能，特别是单组分检测仪器的技术性能，在很大程度上取决于检测器。

有些检测仪器中的检测器由几个部件共同构成。如在不分光红外线吸收式气体检测仪中，根据信号发出部位划分，检测器应是接收气室，但是样品却不经过接收气室而是直接通过工作气室。因此，将工作气室、接收气室和光源统称为检验系统。

(五) 信号处理系统

信号处理系统 (signal processing system) 是信号从检测器发出到显示出来过程中的一系列中间环节。从检测器输出的信号是多种多样的，一般有电流、电压、电阻、电感化、频率、压力等的变化和温度的变化，特别是电参数的变化最为普遍。只要测量出这些变化便可间接地确定待检测样品中组分含量的变化。通常把测量这些变化的装置称为测量装置。

在临床检测仪器中，由于成分和含量变化所引起的各种物理量的变化通常很小，往往要经过放大器加以放大后才能显示出来。由于输出的信号往往是非线性的，所以，还须加以线性化，才能使输出信号的变化值与待检测组分浓度的变化成比例关系。

某些多组分的检测仪器，显示某种组分含量的不是输出信号的瞬间值，而是在一定时间内信号的累积数值，因此要在系统中设置信号积分的装置。由于从测量装置输出的信号大多是模拟信号，为了提高显示精度并和计算机联用，需采用数字显示。所以，系统中还必须设置模—数转换 (A/D) 装置，对信号处理系统的要求是确保信号不失真地传输给显示装置。

(六) 显示装置

显示装置 (display equipment) 的功能是把检测结果显示出来。一般有模拟显示和数字显示两种。模拟显示是在刻度盘上由指针模拟信号的变化连续地指出结果，或由记录笔描绘出信号的变化曲线。这种显示装置多采用电压表、电流表或带自动记录的电子电位差计等。这种传统的显示方法直观性好，可以同时比较，并可表示时间差距，但其精度较差，读数误差较大。数字显示是将信号处理后直接用数字显示检测数值，这是目前大力发展的一种显示方式。显示装置除电表、数码管外，还有感光胶片和示波管、显像管等。

对于显示装置的要求是能精确显示出检测器发出的信号，响应速度快，能及时显示检测数据。

(七) 补偿装置

补偿装置 (compensatory equipment) 的作用是消除或减少客观条件或样品的状态对检测的影响，特别是样品的温度、环境的压力、温度的波动对检测结果的影响。补偿装置多是在信号处理系统中引入一个与上述条件波动成正比例的负反馈来实现。某些检测仪器，如电导式的检测仪器，补偿装置是必不可少的，否则仪器的精度和可靠程度会降低，有些检测仪器精度不高的主要原因就是由于补偿不好。

(八) 辅助装置

为了确保仪器检测的精度，保证操作条件而设置的附加装置称为辅助装置（assistant equipment）。如恒温器、稳压电源、电磁隔绝装置、稳压阀等。根据不同的情况决定辅助装置的具体名称和数量。目前，大多数检验仪器的辅助装置都采用多微处理器（CPU）系统，各工作单元独立的 CPU 之间也采用无噪声干扰的网络连接及传送，大大提高其速度和准确性、稳定性。

(九) 样品前处理系统

样品前处理系统（pre-analytical modular,PAM）的工作任务是将标本分类、离心、分装、编排、运送、存储等。目前使用全自动生化分析仪的检验科室，工作量的分配大致是：样品前处理占 30%，样品分析约为 40%，信息处理占 20%，其他工作约占 10%，即样品的前处理占用了大量的工作时间。为了提高医疗服务的效率，满足不同层次临床实验室的需求，实现全实验室自动化，许多仪器生产商于 20 世纪 90 年代中、后期开始研制样品前处理系统，不仅用于生化分析的样品处理，还可用于免疫 / 血清、血液常规分析和尿液分析等各种标本的样品的分类和运送。样品前处理系统采用模块或其他的技术方式，执行特定的功能，如进样、样品存储、离心、开栓、闭塞模块、在线分注、非在线分注、条形码标识、样品分类。其中进样和样品存储是核心装置。

样品前处理系统的发明是医学领域临床实验方面的技术革命，使实验室的自动化进入了一个新的历史时期——实验室全系统自动化。由于完美的模块型设计可节省放置空间，并且可以根据需要进行系统组合，在工作需求增加时又可以自由扩充并支持升级，一体化的模块型设计使得操作更简单、更方便，节省了许多开支，减轻了劳动强度，是实验室发展的必然趋势。

第四节　医学检验仪器的使用与维护

一、医学检验仪器的使用

仪器使用人员必须具有高度的责任感和事业心，学历高、懂外语且有一定的电、光、机专业基础知识的人；上岗前应接受系统的培训，对仪器的构造、工作原理、操作程序、使用注意事项、异常报警的含义，引起实验误差的因素，简单故障的排除及日常保养和维修均应充分了解和切实掌握，做到实验中随时监控仪器状态。

建立定期保养制度减少故障的发生。定期良好的日常维修保养是减少仪器故障、延长仪器使用期的有效措施，是日常工作内容之一，也是一项专业性、技术性很强的工作，不单是清洁冲洗，还包括对仪器的校验，较简单的保养均由操作者完成。操作人员首先要明确仪器日常保养和定期保养的具体内容，掌握保养的正确操作方法和注意事项并按要求完成。一般保养要做到仪器清洁、管道通畅、比色系统清洁、防尘防潮、防渗漏、防腐蚀、检查运转状况有无磨损等，发现问题及时解决，杜绝仪器带"病"工作。

器械科应固定或相对固定专职维修人员定点检验科。此专职维修人员在掌握本专业知识的基础上应尽可能熟悉了解检验专业实验原理，操作规程，影响因素等；出现故障能及时修理，只有这样，才有利于仪器的合理使用和功能的正常发挥，提高仪器的利用率和延长使用寿命，使仪器随时处于正常工作状态。

二、临床检验仪器的维护

医学检验仪器无论其设计如何先进、完善，在使用过程中都避免不了因各种原因，产生这样或那样的故障，只是仪器的故障率不同而已。为保证仪器的正常工作，对仪器进行正常维护是非常重要的。仪器的故障分必然性故障和偶然性故障。必然性故障是各种元器件、部件经长期使用后，性能和结构发生变化，导致仪器无法进行正常的工作，如元器件老化、变质，电位器磨损等。偶然性故障是指各种元器件、结构等因受外界条件的影响，出现突发性质变，而使仪器不能进行正常的工作，如交流电压过高，仪器受冲击等。仪器维护工作的目的是减少或避免偶然性故障的发生，延缓必然性故障的发生，并确保其性能的稳定性和可靠性。仪器的维护工作是一项贯穿整个过程的长期工作，因此，必须根据各仪器的特点、结构和使用情况，并针对容易出现故障的环节，制定出具体的维护保养措施，由专人负责执行。

1. 正确使用

操作人员应熟悉仪器性能，严格按照操作规程的要求正确使用，使仪器始终保持良好运行状态。要重视配套设备和设施的使用和维护检查，比如气体发生器、钢瓶、电源和水源系统等，避免仪器在正常工作时发生断气、断电、断水情况。

2. 环境要求

检验仪器对使用环境有很高的要求。一旦灰尘进入仪器的光路系统，必然会影响到仪器的灵敏度和精度。灰尘还常常会造成零部件间的接触不良，导致电气绝缘性能变差而影响到仪器的正常使用。因此，保持实验室的高清洁度是仪器维护保养中的一件不可或缺的重要工作。

环境的温、湿度对仪器的影响也很大。为保证仪器的精度和延长其使用寿命，应让仪器始终处于符合要求的温、湿度环境中。潮湿的环境极易造成器件的生锈以致损坏，造成故障；还容易使仪器的绝缘性能变差，产生不安全的因素。平时可以利用空调机的去湿功能来控制实验室的湿度，必要时应专门配备去湿机。对仪器内放置的干燥剂一定要定期检查，一旦失效要及时更换。

防震也是仪器对环境的基本要求之一。精密仪器应安放在坚实稳固的实验台或基座上。检验仪器是与人体的体液和分泌物打交道的，常易造成检测物品或其他化学物质残留在仪器上的情况。所以，要维护好仪器就应该做到每次使用完毕及时做好清洁维护工作，要确保精密仪器远离腐蚀源，平时应注意做好环境监察工作。

3. 电源要求

良好的稳定供电对于检验仪器的精度和稳定性极为重要。来自电网的浪涌电压及瞬变脉冲对检验仪器危害极大，会破坏扫描电镜和计算机工作，造成信号图像畸变，还会干扰前置放大器、微电流放大器等组件工作。尽管仪器一般自身都具有电源稳压功能，还是应保证供电电源的电压稳定、波形失真小和具有正确良好的接地等。大型检验仪器应做到单独深埋接地并具有良好的抗干扰措施，比如采用隔离变压器等以保证仪器的灵敏度和可靠性。不稳定的电源会引起气相色谱仪、液相色谱仪等工作时基线不稳定，测试难以得到正确的结果。为防止仪器、计算机在工作中突然停电而造成损坏或数据丢失，可配用高可靠性的 UPS 电源，这样既可改善电源性能又能在非正常停电时做到安全关机。

4. 定期校验

检验仪器用于测试和检验各种样品，是分析人员的主要工具，它能起到人眼无法起到的作用，把物质的微观世界充分展现在人们眼前。检验仪器所提供的数据，已成为疾病诊断、危险分析、治疗效果评价和健康状况监测的重要依据，应力求结果的准确可靠。因此，应当按照仪器说明书提供的方法和标准（图谱）对仪器定期进行校验，以保证测量结果的准确可靠。

5. 做好记录

应该认真做好仪器的工作记录。其内容包括新进仪器的安装调试、验收记录，仪器状态、开机或维修时间、操作维修人员、工作内容及其他值得记录备查的内容。这些档案资料一方面可为将来的统计工作提供充分的数据，另一方面也可掌握某些需定期更换的零部件的使用情况，有助于辨别是正常消耗还是故障。

三、日常工作中仪器的质量管理

有了好的项目、合适的仪器，还需要一系列质控指标，确保仪器符合全面质量管理要求，无论是实验室认可还是卫生部实验室检查，仪器都是重要检查内容，主要的内容有以下几顷：

（1）建立每一种仪器的仪器档案，包括：①仪器名称、型号及生产厂家；②检测范围和原理；③开、关机程序和校准程序；④使用、保养、维护程序；⑤参数设置、运行环境及常见故障及处理；⑥常规操作程序和仪器的基本技术性能；⑦其他事项。

（2）分析仪器应有标准操作规程及维护规程。操作规程应书写规范，包括所有的要素：检验原理、目的、标本类型（标本容器与抗凝剂）、所需的仪器和试剂或检测系统、校准程序、具体操作步骤、质量控制程序、干扰物质、计算结果说明、参考区间、临界区间、实验室结果解释、安全防范措施等。操作规程必须与实际情况相符，操作卡及产品说明书不能简单代替操作规程，还应有定期对操作规程进行修改的程序规定。

（3）检验设备的校准对保证检验结果的准确、可靠十分重要，因此，对检验结果有影响的各类检验设备必须有校准计划，特别是大型检验仪器。根据不同仪器及工作情况不同，应规定：

①校准日期间隙。月校准、季校准、年中校准、年校准及特殊情况下的校准（如出现故障维修后、检测结果失控时等情况）。

②规定校准方（本实验室校准、厂方校准、计量或检定单位校准等）。

③如本实验室校难，要规定所使用校准品（应使用同一检测系统的校准品）、校准方法。

④验收标准。不论何方校准，必须有完整的校准记录（含校准后的各种数据）。校准记录中应记录校准前和校准后参数、校准验证情况以及对病人结果的影响程度。仪器任何变动，包括损坏、故障、改动或修理必须记录，调整后经质控检测，并满足规定的要求。

（4）大型检测仪器应有专人维护及保管，仪器操作人员必须经严格培训，熟悉操作规程。大型仪器应获得上岗证。作为必备的基本功，是否严格按照操作规积进行检验工作应是考核内容之一。

第三章　医用显微镜

显微镜（microscope）即是利用光学或电子光学原理，把肉眼所不能分辨的观察样品放大成像，以显示其细微形态结构信息的科学仪器。显微镜是临床检验中最基本、最必需的仪器。显微镜的应用是人类进入原子时代的标志，是人类研究物质微观结构的有力工具。

第一节　显微镜概述

一、显微镜的发展

1590 年在荷兰的米德尔堡，Hans 和 Zacharias Janssen 共同组装了世界上第一台复合显微镜，即在一只管子的两端各装上一个镜片，其中一个镜片靠近被观察的物体（物镜），另一个靠近眼睛（目镜）。这个简陋的装置即是现代显微镜的雏形。其后数百年来，在机械、电子和光学结构等方面不断创新和发展，制造出各类医学显微镜。

显微镜的发展大致可分为三代：第一代为光学显微镜（optical microscope）（光镜，1590 年由荷兰的 Janssen 父子所首创），现在的光学显微镜可把物体放大 1500 倍，分辨的最小极限可达 0.2 μm；第二代为电子显微镜（electron microscope）（电镜，1938 年 Ruska 发明），其将电子流作为一种新的光源，对物体的放大及分辨本领比光学显微镜高得多；第三代为扫描隧道显微镜（1982 年由 Binning 和 Rohrer 发明，他们与电镜的发明者 Ruska 共同获得 1986 年诺贝尔物理学奖），可将物像放大数亿倍以上，从而使人们第一次直观地"看到了"原子、分子，被人们称为"看得见原子"的显微镜，其发明使人们的观察视野进入到纳米层次。

为了增强显镜微的功能，利用光学的一些特殊机制及专门制作的器件可使普通光学显微镜原本看不到或看不清的微小物体也能够很好地被观测到，从而形成特种类型显微镜系列，如暗场显微镜、荧光显微镜、紫外光显微镜、偏光显微镜、相衬及干涉显微镜、近场显微镜等，它们在生物和医学科学研究中均有广泛应用。目前临床检验中最常用的仍然是普通光学显微镜和电子显微镜。

二、显微镜的分类

显微镜主要是由物镜和目镜组成，物镜的焦距很短，目镜的焦距很长。物镜的作用是得到物体放大实像，目镜的作用是将物镜所成的实像作为物体进一步放大为虚像。显微镜中通过聚光镜照亮标本，再通过物镜成像，经过目镜放大，最后通过眼睛的晶状体投影到视网膜。显微镜按工作原理和它的组成结构可分为光学显微镜和电子显微镜。

(一) 光学显微镜

光学显微镜的成像原理是以光为介质，利用可见光照射在物体的表面，造成了局部散射或反射来形成不同的对比，然后再对被物体调制了的信息进行解调便可得物体的空间信息。光学显微镜又分为传统的远场光学显微镜和近场光学显微镜。

传统的远场光学显微镜的分辨能力一直局限于它的波长 λ 或孔径 $n\sin\theta$ 参数的大小，而近场光学显微镜的工作方式是将小于波长的超分辨极限的精细结构和起伏的信息从近场区的电磁场（隐失场）获取，然后再将含该信息的隐失场变换为可进行能量输送的传播场，使放在远处的探测场和成像器件可以接受到隐含在隐失场中的超分信息，从而进行测量。

它的工作原理是，当发生光衍射现象时，利用光的可逆性，即光的传播方向反转时，光将沿入射的途径逆向传播．故用含有超分辨信息的隐失波照射具有小于波长的精细结构或空间起伏的物体，如光栅，小孔，则这些光栅或小孔可把隐失波转换成含有超分辨信息的传导播，为远处探测器所接受。故它的核心部件是近场探测的小孔装置，常用的探针有小孔探针，无空探针，等离子激元探针。

近场显微镜的特点是样品照明和样品收集这两者必须至少有一个是工作在近场，近场显微镜采取的是网络状扫描成像的方法。常用的近场显微镜有扫描隧道显微镜和原子力显微镜。

(二) 电子显微镜

电子显微镜的成像原理是根据电子光学原理，以电子束为介质，用电子束和电子透镜代替传统的光束和光学透镜。电子显微镜利用电磁场偏折、聚焦电子及电子与物质作用所产生散射之原理来研究物质构造及细微结构的精密仪器。由于 DeBroglie 的波动理论的发现使人们改变了传统观念光的波长不可变，从而产生了电子显微镜，使得显微镜的解析度和放大倍数得到了数量级的飞跃。电子显微镜的构造与光学显微镜的原理相似，由三部分组成：即聚光镜、物镜和投影镜（目镜）。电子显微镜按结构和用途可分为透射式电子显微镜、扫描式电子显微镜（反射式电子显微镜和发射式电子显微镜等）和（扫描透式）显微镜。

三、显微镜在医学的应用

在医学实验室，显微镜是常用的检验和研究工具，根据其结构和用途的不同，有不同的分类。按原理不同分为光学显微镜和电子显微镜。光学显微镜（简称光镜）以光学放大倍数或合像光路的区别分为生物显微镜和体视显微镜，医用显微镜以前者为主。生物显微镜按其构型和物镜的朝向而分为正置显微镜和倒置显微镜；按其作为基本用途或专门用途可分为普通显微镜和特种显微镜，组合式显微镜即是将多项特种显微观察技术汇集于一体、便于科学实验的特种显微镜；在 GB/T 2985–2008 表述中，生物显微镜分为：①普及显微镜适用于一般明场观察；②实验室显微镜兼有明场、暗场、相差和荧光显微术和显微摄影术；③研究用显微镜除能够实现实验室显微镜功能外，还具有偏光、微分干涉显微术和激光共聚焦显微镜。常见的电子显微镜（简称电镜）主要有透射电镜和扫描电镜两大类。

第二节　光学显微镜

光学显微镜（optical microscope）系指透射光照明、明场观察的生物显微镜。按其构型可分为正置式和倒置式两类。正置式光学显微镜的物镜从样品的上方观察，在医学检验最为常用。但有些悬浮在组织液中的活体细胞、在玻璃器皿底部的培养物等，要求物镜有较大的工作距离，这就需从其下面透过容器底部观察，因而将前者基本结构反向设定，把照明系统放在样品载物台之上，成像系统置于其下，故称为倒置显微镜。由于这两类显微镜光学原理和基本构件相同，因而以正置式光学显微镜为例予以阐述。

一、光学显微镜的工作原理

光学显微镜是利用光学原理，把肉眼所不能分辨的微小物体放大成像，以供人们提取物质微细结构信息的光学仪器。从物理学角度观察，光学显微镜是由两组会聚透镜组成的光学折射成像系统。为了尽量提高系统成像的放大倍数，选用一组焦距很短、尺寸较小的透镜组先对微小的观察对象做一次成像，由于把观察物置于透镜物方主焦点稍靠物的一侧，因而可以获得一个有最大放大效果的倒立实像。所得实像再经一组尺寸较大而焦距较长的透镜组进行二次成像，条件是使实像处于该透镜组前焦点附近稍靠镜头一侧的地方，而获得最后的一个得到最大放大效果的虚像。经过两次放大的虚像调节到观察者的明视距离，就能清楚看到用肉眼直接看不到的微小物体。在显微镜中把焦距较短、靠近观察物、成实像的透镜组称为物镜（object lens），而焦距较长、靠近眼睛、成虚像的透镜组称为目镜（ocular lens）。两组透镜的位置条件是靠显微镜的镜筒长度来保证的，相对于物镜的成像条件及最后二次成像于观察者的明视距离等条件的满足是通过仪器的机械调焦系统来实现的。

二、光学显微镜的基本结构

各类光学显微镜都是二次放大图像的复式显微镜，其基本结构包括光学系统、照明系统和机械系统（见图2-1）。

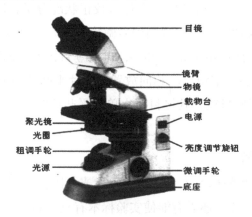

图2-1　光学显微镜的基本结构图

（一）光学系统

由物镜和目镜组成的光学系统是显微镜最为关键的部分。

1. 物镜

物镜是显微镜中最重要和最复杂的部分，由8～10片透镜组成，它直接关系到显微镜的成像质量和技术性能，被称为显微镜的心脏。

物镜一般可分为消色差物镜、复消色差物镜和平场物镜等。根据使用方式的差异，物镜还可分为干燥物镜和浸液物镜（放大100倍左右），后者的分辨率较高，浸液常为水、油和甘油等。通常干燥物镜按照其放大倍率又分为低倍物镜（10倍以下）、中倍物镜（20倍左右）和高倍物镜（40～65倍）。一般多个物镜按放大倍数高低顺序装配在显微镜的物镜转换器上，位于镜筒下端。

2. 目镜

光学显微镜的目镜实际上起着放大镜的作用，与物镜相比其结构相对简单，通常由2-3组透镜组成。其中目镜筒上端与眼接触的透镜（组）称为接目镜；下端靠近视野的透镜（组）是起主放大作用的，称为视野透镜。而介于二者之间的第三组透镜主要起校正像差或色差、优化视场等作用。目镜是在窄光束、大视场的条件下与物镜配合使用的，在目镜的物方焦平面上设有限制物方视场的光阑，物镜所成放大的实像就在光阑面上。用于观测的目镜上的分划板和目镜指针等也安置在该光阑面上。这种"三面重合"条件调节对于使用者是十分重要的。

目镜的类型很多，通常按放大色差校正状况分类，国内常用的目镜主要有以下几类：惠更斯目镜（观测用显微镜使用的主要目镜，最常用的放大倍数是8-10倍，视场角不超过30°）；冉斯登目镜（测量用显微镜使用的最简单目镜，由相隔一定距离的相向放置的两片平凸透镜所组成）；补偿目镜（精细化了的惠更斯目镜，其接目镜由单片平凸透镜改为一块三胶合透镜来代替）。

（二）照明系统

用显微镜观测的标本大多自身并不发光，因此不仅需要显微镜有足够的放大倍数和分辨率，还需有能使实验标本有充分的反差和均匀亮度的适宜照明。显微镜的照明系统主要包括光源、滤光器、聚光镜和光阑等。

1. 光源

光源分为自然光源和电光源两大类。作为显微镜用的照明光源应该满足三个基本要求：一是发射接近自然光的光谱；二是对物体的照明要适中、均匀；三是光源不能传给镜头及标本太多的热量，以避免使它们受到损害。显然自然光源最为适用，节能、安全，光谱性能优良，但其亮度不能随时随地满足工作需要，这就需要电光源。白炽灯（包括各种钨灯）、氙灯和汞灯等都较为常用，它们具有发光效率高、显色性好、亮度大、寿命长等优点，能满足普通和特殊显微镜的照明要求。

2. 滤光器

滤光器即滤光片，其作用是改变入射光的光谱成分和光强度，提高像的衬度和鉴别率，便于显微观察和显微摄影。显微镜根据需要可配置一组透射滤光片，安装在显微镜的底座内，通过外置按钮选用，使用前根据滤光片的光谱特性和实验要求，正确选用滤光片，以获得最佳观测效果。最常用的滤光片是有色玻璃滤光片。

3. 聚光镜

聚光镜位于载物台下方的聚光器支架上，起会聚光线的作用，以增强样品的照明。对于大孔径物镜，不可能使用大尺寸光源，只有使用聚光系统把光源的像放大，并把光源的像聚焦于被观察物体附近，从而与物镜的数值孔径相适应，获得最大的分辨率。

聚光镜与物镜一样，由一系列透镜组成，下方设置的孔径光阑，可控制会聚光束的粗细，使用聚光镜还可消除球差和色差等，获得理想的放大图像。

(三) 机械系统

为了有效地发挥显微镜的光学功能，需要有适配的机械系统来联结、支撑和调节。机械系统主要包括底座、镜筒 (架)、物镜转换器、载物台及调焦系统等。

1. 底座

底座作为显微镜整体结构的支持基础，把各种部件集合为一个整体。各种显微镜的底座形状、大小和重量相差很大，多用铸铁、铸铝等金属材料制作。总的要求是重心较低，保持稳定，外形设计合理可使部件安装使用方便，满足一定的平稳精密的要求，设有弯臂，便于把握和移动。

2. 镜筒 (架)

显微镜镜筒有直筒式和斜筒式两类，镜筒上端放置目镜，下端连接物镜转换器，以保证光路畅通且不使光亮度减弱。镜筒上 (目镜上缘)、下端 (物镜转换器螺旋口下端) 的距离为镜筒长度。镜筒有单目、双目和三目三种，单目显微镜现已少见。常见的倾斜式双目镜筒，内装折光和分光棱镜，将由物镜产生的成像光束等分成两部分，分别由两个目镜观察，减轻观察者的眼睛疲劳，双筒间距离可调节，以适应不同观察者的瞳孔距离；三目镜筒在双目镜筒的基础上，利用分光镜引出另一条光路，连接照相机及 CCD 等附件，这个直筒结构的开、关通过外部拉杆控制。

3. 物镜转换器

物镜转换器是显微镜机械装置中结构复杂、精度要求最高的核心组件。由于显微镜的视场小，要求转换器和物镜定位槽孔对中准确度不低于 0.01mm，而且对显微镜轴和镜筒基准端面的垂直度、在调焦过程中位移的平行度等方面都有严格的要求。转换器可装多个物镜，并保证它们"齐焦"

（当某一物镜调焦清晰后，变换其他物镜时，也能基本保证焦距适当、成像清晰），可转接不同放大倍数的物镜，形成不同的物镜—目镜组合来适应具体观测的需要。转换器的结构形式较多，也比较复杂、精密。

4. 载物台

载物台是用于放置标本或被观察物体，并保证它们在视场内平稳移动的机械装置，复杂程度相差较大。最简单的由一个固定平台和一个移动的夹片结构（因带有刻度标尺故称移动尺）组成。标准的载物台由固定的台座与活动台面复合而成，台座与台面由滑动导轨连接，可使台面相对台座作前后移动，台面上装有移动尺，可夹持玻片作左右移动。移动控制手轮的纵横两调节手轮是同轴的，一般靠近调焦手轮以便于操作。载物台微调位移量一般不超过 2.5 mm，载物台的移动尺中间开有圆形或长条形孔，以保证台面在整个移动范围内都能有充足的光线进入镜筒。

5. 调焦系统

为了充分利用放大倍数和保证清晰成像条件，被检物要放在物镜前焦点以外的近处，这个距离条件是靠机械调焦系统来实现的。调焦可以有两种途径：一是升降镜筒移动物镜，二是升降载物台移动标本，在实际使用中往往是双管齐下的。无论哪种方式都包括微动调焦（微调）和粗动调焦（粗调）两套机构。一般操作时，先粗调迅速地得到标本的像后再仔细微调获得满意的物像。

镜架机构的组合有三种基本形式，最简单的一种是把粗位移和精位移机构都安置在镜筒架上，并直接作用于镜筒；常用的基本形式是在底座上固定安装一个专用的位移调整盒；在万能显微镜中采用镜筒架与底座刚性固定的方式，将移动机构只用于载物台上。

三、透镜的像差与色差

显微镜的物镜、目镜都是由各种不同形状的透镜组成的。由于显微镜的物镜是在宽光束、小视场的条件下工作的，因此需要解决许多应用光学的具体问题，最主要的问题是透镜的像差和色差。

从物体上一点发出的光线，通过透镜以后不再相交于一点，而是会聚在一个很小的空间内，形成一个模糊的"小亮斑"，由这些小亮斑构成的物像，无论在形状上和颜色上都与原物有所差别（即失真），这些差别就分别称为像差和色差。

（一）像差

实际的光学仪器不可能使物点发出而进入系统的所有光线都是沿着高斯光学的理想光路成像，从而导致成像在形状方面的缺陷，称之为像差。对于单色光而言，球差、彗差、像散、场曲会使物点的像成为模糊的弥散斑，畸变能造成像的变形，这些因素都会影响成像的清晰度和保真度。

1. 球差

光轴上的点光源所发出的光锥入射到透镜的球折射面时，由于通过透镜边缘的光线不满足近轴光线的条件，因此不能和通过近轴曲面的光线会聚成一个理想的亮点，而是形成一个中间亮边缘逐渐模糊的弥散斑，这就是球差（spherical aberration）。球差可以通过设置光阑而减小。

2. 彗差

近光轴处的点光源发出的光束，经过透镜的中央和边缘部分后在垂直于光轴的同一成像平面上也不能交于同一个像点。离光轴越近的像汇聚越好，亮度越大，亮点越小。于是在成像平面上便形成一个顶端小而亮，远离光轴方向形成逐渐增宽且亮度减弱的模糊尾部，形如彗星，称为彗差（broom aberration）。

3. 像散

远离光轴的物点发出的光，即使是以细光束成像也不可能会聚于一点，而在像空间不同的成像面上或者呈椭圆弥散斑，或者在特殊位置形成圆形弥散斑，甚至是形成在两个垂直方向上的短亮线。这种成像缺陷称为像散（astigmatism）。一般来说，透镜像散随透镜形状、光阑位置而异，可以用正、负透镜适当组合而消除。

4. 场曲

一个垂直于光轴的发光面，由于面上各点到光轴的距离都不尽相同，即使是每个都能产生一个清晰的像点，但整个像面会构成一个曲面。这种像差称为像面弯曲或场曲。如果用眼观察，由于眼睛的景深调节能力很强，可以使场曲得到校正而不会造成太大影响，但对于显微镜摄影的底片上的成像质量影响就较大，这是摄影显微镜需要认真解决的问题。

5. 畸变

畸变（distortion）是由于透镜在成像过程中对较大物体各处的放大率不同而造成的像的形状改变。比如一个正方形的物体如果被透镜放大成像，远离光轴的地方比近光轴处的放大率大，则四个角成锐角、边线向内弯曲形成鞍形畸变称为正畸变，反之四个角成钝角、边线向外突出形成桶形畸变称为负畸变。畸变能使像与原物相比在形状上失真，但并不影响像的清晰度。

（二）色差

色差是一种由白色光或复色光在即使严格满足高斯条件下也存在的特殊类型的成像缺陷，分为轴向色差和垂轴色差两种。透镜材料的折射率随入射光的波长而异。当用白光或复色光经透镜成像时，会因各种色光存在着光程差而造成颜色不相同、位置不重合、大小不一致的不同成像效果，从而造成像和物的较大失真。由于白光成像时光束结构十分复杂，色差的表现形式很多，但与轴向色差和垂轴色差相比，其他色差要小很多，除高质量的光学系统外，一般都可以不加考虑。不同的物镜对像差和色差的校正程度不一样。

四、光学显微镜的性能参数

显微镜作为一种光学仪器，表征其技术性能的参数主要是一些光学成像方面的参数及与机械调节相关的技术参数。

（一）放大率

放大率或称放大倍数，是指显微镜经多次成像最终所成（放大的）像的大小相对于原物体大小的比值，常记作 M，表示为 M = maq。式中 m 为物镜的线放大率，即物镜一次成像的像距（对应像长）与物距（对应物长）之比；a 为目镜的角放大率，一般表达为明视距离（正常视力者为 25cm）与目镜焦距人之比；q 为在双目显微镜中所增设的棱镜所起的放大倍数，一般取值为 1.6 倍。显微镜的总放大倍数不超过 100 倍。

（二）数值孔径

数值孔径（numerical aperture, NA）又叫镜口率，是物镜前透镜与被检物体之间介质的折射率（n）和孔径角（2α）半数的正弦之乘积。

用公式表示如下：$NA = n * \sin\alpha$

n 为物体和物镜间的充填媒质的折射率，口是物体对物镜所张孔径角的一半。NA 极大地影响着显微镜的基本性能，是衡量显微镜性能的重要参数，其数值为 0.05–1.40。显微镜的 NA 与其放大率成正比，与分辨率、景深成反比；它的平方与图像亮度成正比。深入研究表明，具有聚光镜的显微镜如同扩大了物镜的数值孔径，为确保物镜的 NA 能得以充分发挥，聚光镜的 NA 应大于或等于物镜的 NA。

（三）分辨率

分辨率又称分辨本领，是指分辨物体微细结构的能力。分辨率是所有光学测量仪器的最重要的性能参数之一，可以用光的衍射理论很好地解释其机制并分析其相关因素。

人们在通过显微镜观察物体时，其实是把朝向物镜的物体表面的无数多个不同位置、不同强度、不同波长的点光源入射的光经过复杂的球面折射系统，在视网膜上形成可分辨的信号过程。根据光的衍射理论，点光源放出的光波经透镜会聚后并不是一个理想的清晰的亮点，而是一个中央亮、外面依次是暗明相间的环，称作衍射斑。两个相邻的点光源能够经光学折射系统被分辨开来的必要条件是每一个衍射斑的中央亮圆中心落在另一个衍射斑的第一暗环上。瑞利以此作为光学系统的分辨极限，称为瑞利条件。

（四）视野

视野又称视场，指通过显微镜所能看到标本所在空间的范围。由于它由目镜的视场光阑局限成圆形，则把该圆形视野的直径称为视野宽度 d。显然 d 取决于物镜的放大倍数及目镜的光阑大小，小放大倍数和大光阑可获得较大的视野。当视野中不能容放整个标本时，要通过机械装置移动标本进行分区或连续移动观察。

（五）景深

景深又称焦点深度，指当显微镜调焦于某一物平面（对准平面）时，位于对准平面前后两侧的两个仍能清楚观察的平面间的距离。高倍率时显微镜的景深约为微米级，所以要求标本切片很薄，否则成像的整体效果不够清晰。

(六) 镜像亮度和清晰度

镜像亮度即显微镜的图像亮度的简称。高倍率工作条件下的暗场、偏光、摄影显微镜等都需要足够的亮度，与照明及物镜的性能参数相关。镜像清晰度是指图像的轮廓清晰、衬度适中的程度，既与光学系统的设计和制作精良程度有关，也与使用方法是否正确有关。

(七) 工作距离

工作距离是指从物镜前表面中心到被观察标本之间满足工作要求的距离范围。一般不超过 1mm，对于特殊的长工作距离物镜可长达几毫米，例如生物倒置显微镜。

放大倍数和分辨率是显微镜的两个最基本的性能参数，都和 NA 相关：放大率和 NA 成正比，分辨率和 NA 成反比。由于人眼的分辨极限在 1' ~ 2'，所以一般把显微镜的总放大倍数取在 500 ~ 1000 NA 之间，称为有效放大率。需要指出的是，通过使用高倍率的目镜虽然能提高显微镜的放大倍数，但无益于提高分辨率，甚至会减弱视场亮度、镜像亮度和清晰度。其他参数差不多都和放大倍数、数值孔径有关：视野宽度随放大率增大而减小；景深与放大倍数 (也和 NA) 成反比；镜像亮度与放大率的平方成正比，与物镜 NA 的平方成反比。在实际应用中合理地综合考虑各种技术参数的配置是必要的。

五、光学显微镜的使用和维护

(一) 显微镜的调试

新购或经维修后的显微镜在使用前都需要全面的验收性调试，一般是按照电源、机械部分、光学部分及附件的顺序进行。

1. 检查电源

检查电压选择开关是否放在 220V 的位置，开关是否接触良好，光强调节旋钮使用是否平稳有效。

2. 检查调焦系统

检查物镜 (先低倍率后高倍率) 在改变孔径光阑大小时的圆斑是否同心，再插入 10 倍分划目镜调节视度使目镜分划板刻度清晰可见。放入标本改变视场光阑清晰的像，观察该像是否与分划目镜十字中心同心。最后检查物镜是否达到"齐焦"要求（即当某一物镜调焦清晰后，变换其他物镜时，也能基本保证焦距适当、成像清晰）。

3. 检查平台运动稳定性

用40倍物镜调焦后，上、下、左、右移动载物平台，观察切片的物像清晰度是否有明显变化。

4. 检查双筒目镜

检查左、右两视场亮度、颜色是否相同，能否合成单一清晰的像。

5. 检查其他附件

若可加接摄影装置可用毛玻璃代替胶片，再插入10倍分划目镜，检查调焦是否同步等。若能实拍几张照片确认工作状态全都良好最为恰当。

(二) 显微镜拆装的注意事项

只有在掌握显微镜的正确拆装的基础上才能顺利地排除故障。拆装前应该认真阅读说明书，看清装配图，参照以下的原则进行。

(1) 依照先光学部件后机械部件的顺序进行拆卸。

(2) 光学部件的拆卸要按自上而下的顺序进行。

(3) 组装的顺序恰好与拆卸的顺序相反。

(4) 在拆装过程中必须牢记部件之间的组装关系，避免错漏。

(5) 在拆装过程中，零部件要拿稳、放置要到位，顺势自然，紧固要适中，不可强装强卸。

(6) 注意保护光学元件不受损、受污，机械配合面避免损伤、污染。

(三) 显微镜的使用

显微镜是一种精密的光电一体化仪器，只有科学、正确地使用，才能发挥它的功能，并延长其使用寿命。显微镜的操作应按其一般操作规程进行。

(1) 打开电源开关，旋转光强调节旋钮使光强适中。

(2) 旋转粗调旋钮把载物台降到最低处，打开夹片器，放好标本，轻轻松开夹片器，自然夹住玻片。

(3) 旋转载物台下标本平面移动控制旋钮，将标本放置在恰当的位置。

(4) 旋转物镜转换器，把10倍物镜置于标本上方，先从侧面观察，旋转显微镜的粗调旋钮，使样品尽可能接近物镜，若有锁死装置需锁死。

（5）通过右目镜观察标本，慢慢旋转粗调旋钮使载物台下降，粗调聚焦后再用微调旋钮进行精细调焦。

（6）调节光瞳间距，调节把手，双目可以观察到一个单一的像。

（7）旋转左目镜上的屈光度调节环，使样品观察清晰，从而使双眼视力差得到补偿。

（8）旋转聚光镜上下移动钮，将聚光镜移到最高位置，然后取下目镜镜头，直接往镜筒内看并旋转聚光镜子孔径光阑刻度盘，使孔径光阑调到大约为物镜 NA 的 80% 的位置便可获得高质量的像，要注意更换物镜后都要重新调整孔径光阑。

（9）握住物镜转换器转动，选用所需放大倍数的物镜并配合使用对应的目镜。

（10）观察并记录，要注意到通过显微镜看到的像的移动方向正好是和样品实际移动的方向是相反的，实物的大小可以通过物镜的放大倍数及视场直径粗略估计。

（四）显微镜的维护

对显微镜要加强日常维护才能使仪器长久保持良好的工作状态。①注意电源工作电压的波动范围，一般不得超过 ±10%；②注意仪器存放及使用的环境条件，在 31℃ 时湿度不大于 80%，温度每升高 3℃，相对湿度要降低 10%，工作的温度范围一般为 5～40℃；③显微镜移动时，环境条件不可有剧烈变化；④显微镜搬动和运输时必须避免剧烈震动；⑤保持环境清洁卫生，要防尘、防晒、防潮湿；⑥光学表面不可用手触摸以免污染；⑦具有张力作用的器件，使用完毕之后要让它回到自然松弛状态，任何可调节部件最好都不要让它处于极端状态；⑧电源开关不要短时频繁开关，显微镜使用间歇要注意调低照明亮度；⑨决不可把标本长时间留放在载物台上，特别是有挥发性物质时更应注意；⑩定期检查和维护暂时不用的显微镜。

上述的只是普通显微镜在使用及日常维护中应注意的一般问题。由于显微镜种类、型号繁多，在使用中还应该结合仪器说明书及自己的工作经验具体明确使用细则及维护规则，并加以实施。

六、光学显微镜的常见故障排除

显微镜的常见故障一般可分为光学故障和机械故障两大类。

(一) 光学故障及其排除

1. 镜头成像质量降低

通常是由镜片膜层损坏，或镜片表面生雾、生霉所致。对于生霉的镜头分别用水杨酸甲酯、五氯酚汞等化学药品熏蒸杀死霉菌的孢子并擦净之；用双目镜观察时，有时出现左右两视场的颜色与亮度不一致，这是由于分光棱镜的分光膜已损坏造成的。这时应取下分光棱镜送厂家重新镀膜后再用。

2. 双像不重合

主要是受剧烈震动造成双目棱镜位置移动所致。打开双目棱镜外壳，在平台上放一十字刻度尺，用10倍分划目镜分别插入左右两目镜筒内，边观察边校正双目棱镜的位置和角度，使双目镜筒转到不同角度观察时，十字刻度尺的位置都在左右两目镜视场的相同位置处，然后固紧棱镜即可。

3. 视场中的光线不均匀

首先检查物镜、目镜、聚光镜等光学面是否变脏受损。若受污可用擦镜纸彻底擦净，若受损按前面所述修理。然后检查物镜是否正在光路中，视场光阑是否聚中、是否太小。故障确定后经调整一般便可排除。

4. 视场中有污物

检查并彻底擦净目镜、聚光镜、滤色镜和玻片上的污迹。

5. 双目显微镜中双眼视场不匹配

往往是光瞳间距、补偿目镜管长没有调整好，或者是误用目镜不适配。若调整或调换仍解决不了问题，则可能是棱镜系统出故障，可按第2条进行排除，或交由厂家修理调整。

6. 部分图像不聚焦或似有重影

若是由于物镜放置不到位，没有准确处在光路之中而造成，则调整物镜到位。若是因标本不平，请放平并在标本上放置盖玻片把标本压平展。

7. 观察图像有亮斑

多半是由聚光镜太低，或者光阑环太窄所引起的。调整聚光镜的位置，把光阑孔径增大到亮斑消除。

8. 图像模糊不清

若不是因镜头等元件损坏造成的，可检查物镜是否在正确位置，各个光学面是否变脏，根据情况按前面所述处置。若使用浸液，则有可能会出现浸液使用不当或浸液中混有气泡或杂质等情况。

9. 其他光学故障

对于由温度剧变、受力不均或受到剧烈震动所造成的胶合件脱胶和油浸物镜的渗油及前镜片脱落等故障，可按照相应方法进行排除。

（二）机械故障及排除

1. 粗调装置上下运动松紧不一和像晃动

燕尾导轨因局部磨损配合不好会导致粗调装置上下运动松紧不一，一般用刮刀、砂纸等打磨装配面，调整到合适间隙，然后装配，使两者相对运动平稳舒适无移动现象为止；像的晃动可精密调节螺钉，使滑板经钢针、滚珠与固定槽间获得最佳的间隙以消除。

2. 调焦后自动下滑和升降时手轮梗跳

这两种故障是相互关联的，如果自动下滑处理不当就会导致手轮梗跳不适。调焦后导轨处在某一位置上，由于平台（镜臂或镜筒）自身重量作用，在没有外力作用的情况下徐徐滑下就是自动下滑。自动下滑的主要原因是夹在手轮与齿杆套端面之间的垫圈因长期使用而磨损，引起端面静摩擦力减小，修理时可根据不同结构型式采取相应办法排除。

当齿轮与齿条处在不正常的啮合工作状态下时，时间不长就会造成齿形破坏，此时再转动手轮时，梗跳不顺便会相继发生。另外，在卸平台时，如齿条和齿轮的齿撞击过猛，使啮合系统部件变形，也易引起梗跳。齿条与齿轮是形状复杂精度较高的零件，一旦破坏就只能更换新件组合；如果导轨面不清洁或错加液体润滑油（机油、钟表油）等导致梗跳不适，可将导轨面擦拭干净，加上适合的油脂调整。

3. 微动机构的故障

这类故障绝大部分是使用不当和维护保养不到位，或者使用时间过长、磨损过度造成空回所致。常见的故障有以下几种。

（1）微动双向失灵即微调手轮正转、反转都不起作用。在齿轮式微调机构中，当微动手轮已转到限位处尚未觉察，再用劲一拧，就造成限位螺钉头跳过，结果使最末一级的扇形齿轮过位脱落。排除时应先将整个微动机构组件拆下，更换新的限位螺钉，然后把薄薄的扇形齿轮放回啮合位置，调整好并装回原处。再调整微动齿杆和组件的相对位置至齿轮组件与齿杆的啮合达到平稳舒适时，再旋紧紧固螺钉。修复后的微动精度可通过观察切片或用百分表检测。杠杆式微调机构双向失灵一般是由杠杆断折造成的，排除时只需更换一个杠杆便可。

（2）微动单向失灵即手轮向一方转动时，微动不失灵，反转时就不起作用。常见下降失灵。排除方法：①由于微动滑板与滑座间受剧震或撞击，致使配合过紧或承荷过大。此种情况与微动导轨配合与粗动导轨结构基本相似，排除方法也相同。②导轨面上积尘过多或油垢凝结，导致滑动不灵活时，清洗后加适量油脂即可排除。③弹簧失去弹力时，更换新弹簧，或将原弹簧拉长（或压缩）一点，重新淬火再装回即可排除故障。

在齿轮式微调机构中，还有一种常见故障，即与大齿轮啮合运动的最末一级齿轮部件往往由于大齿轮的孔与小齿轮的轴配合不紧而发生松动、打滑，从而产生空回或失灵。排除方法是更换新部件，或者将小齿轮的轴镀铬使之直径增大，重新与大齿轮孔紧密配合。

4. 调焦后像不清晰

通常是由于在拆卸后未校正好或在运输中受震致使定位位置发生变化，导致平台升不上去或镜臂镜筒降不下来。也可能是换用的物镜镜头长度稍短所致。排除方法是先松开限位螺钉或拔出销钉，并使微调手轮处于极限位置（对于弹簧镜头则处于中间位置），即平台（或镜筒）升（降）到最高（低）位置后，再慢慢进行粗动调焦，使标本刚要碰到又未碰到油浸物镜（此时可不加油）时，再旋上限位螺钉或打上限位销钉便可。

5. 物镜转换器的故障

物镜转换器是机械精度要求最高的部件，因而其精度的高低直接影响显微镜的性能与使用。常见的物镜转换器的故障主要表现在定位方面。

（1）定位失灵产生原因有定位凸台严重磨损，定位销钉或钢球脱落等。大多是定位簧片断裂或产生塑性变形而失去弹性，使定位不易，这时只需要更换新簧片故障便可排除。

（2）定位不稳定定位槽磨损或销钉（钢珠）松动所致。也有因长期使用后转轴配合松弛所引起，若要彻底修复必须换用新的零部件。

（3）定位偏差若各物镜均偏向同一侧，其排除方法与转换器失灵故障的排除相同，只需调整定位簧片即可。如出现一个或两个物镜有中心偏时，多数是由于转换器螺孔端面在使用中受到碰撞或旋转过紧，致使物镜光轴的垂直性受到破坏，光轴歪斜。排除方法是先固定用某一倍率的物镜，然后依次旋入转换器各个螺孔中分别观察，找出产生偏斜的螺孔，仔细地用油石研磨螺孔端面，再旋上物镜观察，反复多次直至中心偏斜得到校正为止。

以上几种故障的排除，常用到十字分划目镜和十字分划板作工具，既方便又准确。由于生物显微镜品种繁多，结构各异，出现的故障亦不尽相同，只有仔细分析，正确判断产生故障的原因与部位，才能有效地排除故障。特别要注意的是，遇到机械性故障出现后，禁止强行运动，以免造成仪器更为严重的损害。需要卸装部件时，要按照顺序，适度施力，排除故障时一般都要断开电源。

七、光学显微镜在临床中的应用

显微镜与人们的生产、生活、学习、科学研究等结合得非常紧密。临床检验科是显微镜的最大应用场所，主要用来检查病人的体液变化、入侵人体的病菌、细胞组织结构的变化等信息，为医生提供辅助诊断和制订治疗方案的参考依据和验证手段，在基因工程、显微外科手术中，显微镜更是医生必备的工具；刑侦人员也常常依靠显微镜来分析各种微观的罪迹，作为确定真凶的重要手段。一些特殊类型的光学显微镜更是在医学中有着非常广泛的用途。例如，荧光显微镜通常用于检测与荧光染料共价结合的特殊蛋白质或其他分子，由于其灵敏度高，用极低浓度荧光染料就可清楚地显示细胞内的特定成分，故可进行活体观察，可以用来观察活细胞内物质的吸收与运输，化学物质的分布与定位等；紫外光显微镜可用于研究单个细胞的组成与变化情况，观察细胞内核酸的分布状况和在细胞发育过程中核酸的变化，未被染色的活细胞中细胞质和细胞核的区分等；利用偏光显微镜可以清楚地观察到纤维丝、纺锤体、胶原、染色体、卵巢、骨骼、毛发、活细胞的结晶或液晶态的内含物、神经纤维、肌肉纤维等的细微结构，从而可以分析细胞、组织的变化过程，由于正常细胞对偏振光是左旋性的，多种肿瘤细胞却是右旋性的，通过偏光显微镜观察标本的旋光性可以初步鉴别正常与肿瘤细胞。

第三节 电子显微镜

电子显微镜（electron microscope）即是利用电子光学原理，以电子束和电子透镜代替光束和光学透镜，使被观察样品的细微结构获得更高分辨率和放大倍数而成像的显微镜。

一、原理和结构

与光学显微镜比较，电子显微镜采用波长较短的电子束作为光源，更有效地提高了分辨本领；而高速运动的电子在通过磁场或电场时受到场力的作用，其运动轨迹会发生偏转和会聚；改变磁场或电场的强度则可改变偏转的角度，亦即改变了放大倍率。能够使电子束会聚的核心构件称为电子透镜，分为磁透镜和静电透镜两类。由于改变磁场强度只需简单地改变线圈的电流强度就可以实现，在技术和材料方面比改变电场强度要更为安全方便，因此现代电镜大多采用磁透镜：

（一）透射电子显微镜

透射电子显微镜（transmission electron microscope,TEM）是在透射电镜中，电子束穿过极薄的样品后，再用电子透镜成像放大。它的光路与光学显微镜的光路非常相似。与光学显微镜不同的是，电子显微镜主要依靠电子的散射而不是吸收来获得图像的对比度。在样品较薄或密度较低的部分，电子束散射较少，有更多的电子通过物镜光阑参与成像，在图像中显得较亮。反之，样品中较厚或较密的部分，在图像中则显得较暗典型的透射电子显微镜由电子光学系统、真空系统、图像记录系统以及电气系统等部分组成。

1.电子光学系统主要由电子枪和各级电磁透镜组成。它们和样品室、荧光屏和照相机等部件一起自上而下地装配在镜筒内，透射电镜镜筒的顶部是电子枪。由电子枪的灯丝阴极发射出电子束在阳极高压（即加速电压，10~1000kV）的作用下加速，其运动速度可接近光速。加速电压越高，电子束的波长就越短，其可能的分辨率越高。电镜大多常采用5级透镜，包括两级聚光镜、物镜、中间镜和投影镜。改变聚光镜电流，可以改变图像的亮度；改变物镜电流则改变焦点；而改变中间镜电流，可改变放大倍率。高速运动的电子束由两级聚光镜使其聚焦，通过样品后由物镜成像于中间镜上，再通过中间镜和投影镜逐级放大，最后成像于荧光屏或照相底片上。

2. 真空系统由机械真空泵、扩散泵、真空阀门和真空管道等组成，并通过排气管道与镜筒相连接。电气系统由高压发生器、磁透镜的稳压稳流电源和各种调节控制单元组成，传统的图像记录系统由照相机及曝光定时电路组成。现在，数码相机已成为电镜图像记录系统的组成部分。

(二) 扫描电子显微镜

扫描电子显微镜（scanning electron microscope,SEM）则以极细的电子束在样品表面逐点逐行地扫描并激发出二次电子，这些二次电子由置于样品旁的闪烁体接收，通过放大后调制显像管的电子束强度，从而改变显像管荧光屏上的亮度。显像管的偏转线圈与样品表面上的电子束保持同步扫描，这样显像管的荧光屏就显示出与样品一一对应的表面形貌图像。扫描电子显微镜不用制备很薄的样品，图像有很强的立体感。扫描电子显微镜能方便地利用电子束与物质相互作用而产生的二次电子、吸收电子和 X 射线等信息分析物质的成分。

典型的扫描电子显微镜的结构基本与透射电子显微镜相同，但镜筒内没有中间镜、投影镜和荧光屏。镜筒内有较大空间，可放置较大的样品；有较复杂的机械装置便于对样品移动、旋转、倾斜，在镜筒外的显像管上最终成像。

二、方法学评价

1. 电镜观察技术的方法学特点

透射电镜主要观察组织或细胞内部的超微结构，包括细胞膜、细胞核、胞质内各种细胞器的改变及异常物质的沉积等。用透射电镜观察细胞化学反应，可精确定位一些阳性反应物质，如血小板过氧化物酶（PPO），达到鉴别诊断的目的。扫描电镜主要用于观察细胞表面的立体超微结构，如遗传性球形红细胞增多症、毛细胞白血病等，有助于确诊有特征性的细胞表面结构的疾病。

2 光路的调校及其相关分析

（1）合轴就是使从电子枪出发到荧光屏显示的电子束要保持在同一轴线上。其间穿过距离约1000mm，中间还有各级透镜、固定光阑和活动光阑等，其中最小孔径20μm左右，因此需要"对中"。合轴不正确，则期望观察的目标将偏离甚远，严重时在荧光屏上根本看不到光斑。因此正确的合轴是保证成像质量的基本前提。各个厂家生产的电子显微镜合轴的具体方法都不尽相同，参见使用说明书和操作培训手册。

（2）灯丝是激发电子的基本元件，典型的灯丝有钨灯丝、LaB_6灯丝和场发射灯丝。灯丝的饱和点是指当逐步增加灯丝电流达到某一值时，如果继续增加电流，则电子束的电流（束流）不再增加，图像的亮度也不会更亮，这一电流值就是灯丝的饱和点。如果灯丝在过饱和点上工作，灯丝的亮度没有提高而灯丝的工作寿命大打折扣；灯丝工作在欠饱和点上则亮度较弱，且在图像上有灯丝的阴影，直接影响图像质量。但灯丝的欠饱和像是电子枪合轴的重要判别依据、正确地调节灯丝的饱和点就是逐步增加灯丝电压，当束流不再增加，且在图像上刚好消除了灯丝的阴影时为最佳；灯丝只有工作在饱和点上才能获得最大的亮度和较长的工作寿命。随着灯丝使用时间延长，灯丝的饱和点会发生变化，所以电子显微镜工作一段时间后应该重新校正灯丝的饱和点，

（3）影响电子显微镜成像质量的另一个主要原因是像散。像散在图像上的典型表现是所有颗粒均在相同方向上被拉长。出现像散的原因是磁透镜磁场的轴不对称。无论电镜设计制造多么精密，都不可能保证磁场完全轴对称，而且由于镜筒内的微尘、残余气体分子和氧化残留物附着在电子光学通道上，都可以造成磁场的不对称，所以需要用另外的磁场加以补偿或抵消，这就是所谓消像散。一般至少应在高于期望的放大倍数的1-2倍条件下对各级磁透镜进行消像散操作。在透射电子显微镜中，由于镜筒内比较清洁，进行一次消像散操作可以维持较长的时间；而扫描电子显微镜对物镜的消像散则应视图像情况经常进行。

三、应用注意事项

应用注意事项如下：

（1）电子显微镜属大型精密仪器，自身重量大（仅主机重量就达 1000kg 以上）且精度要求高，为了获得高质量的电子显微镜图像，必须保证电子显微镜的性能完好。在电镜的安装阶段，电镜生产厂商会就安装场地提出具体的要求，主要是对环境的本底磁场、振动有所限制，因为电磁场和振动直接影响电镜的成像质量。

电镜安装场地，应尽量远离高压输电线路、大型变压器等磁场较大的地方，否则需要考虑电磁屏蔽。为防止振动，电镜室应远离振动源（如车流量较大的马路、中央空调的冷却塔等），尽量将电镜安装在坚固建筑物的一楼，避免在高层安装电镜，如果难以避免（如在南方潮湿的环境中，有时不得不选择较高楼层安装电镜），则应根据电镜生产厂商提出的振动方面的要求，对相应建筑作减震防震设计，电镜的电源应专线引入，有可靠的接地点。若未达到以上要求，往往不能拍出电镜最高分辨率的照片，直接影响仪器的合格验收。

（2）电镜观察者在观察样品时一定要认真仔细，尽量观察到每一个视场和一定数埫的细胞。要注意各系细胞的形态、数量和比例，抓住细胞病变的特点，以便做出正确诊断或为临床提供有用的诊断依据。

①）孔径光阑要适当：根据图像质量的要求，一般聚光镜和物镜的活动光阑有几个同大小的孔径可供选择。聚光镜光阑孔径越大，图像越亮，但也可能由于能量过于集中而将样品击破，对观察者的眼睛损伤也较大，物镜光阑孔径越小，图像的反差度越高，反之则低。但孔径越小越容易被"污染"，形成许多毛刺，其会形成像散等情况，影响最终的成像质量。

②局部与整体的关系：由于电子显微镜有极高的放大倍率，使得观察者往往只见树叶，不见树木，观察时应先低倍再高倍，尽量观察两张超薄切片的每一视场面，以避免因铜网遮挡而遗漏有特征的病变细胞。

③照相倍率的选择：在保证一定分辨率的前提下，尽量低倍照相，以后可通过光学放大提高倍率。这样做的好处是能够兼顾局部与整体的关系，也避免了在高倍率条件下照相对仪器性能要求较高而进行复杂调整的麻烦。数码照相则应按需要根据分辨率直接选择合适的放大倍率，避免以后通过电子放大产生的马赛克效应。

（3）随着电子显微镜使用日久，保持镜筒内的清洁至关重要。进入镜筒的微尘、氧化残留物，甚至纤维、样品碎片等沉积、附着在电子光学通道上形成光路"污染"，即会产生像散、放电等情况，直接影响电子显微镜的图像质量和使用性能。定期维护，及时清洁镜筒，才能更好地发挥电子显微镜性能，清洗镜筒的一般原则是从物镜以上（物镜以下不必经常清洗），自上往下逐级进行。主要清洗电子光路中的各个零件，如各级磁透镜光路中的衬管、固定光阑、活动光阑、样品杆或样品杯等。清洗剂用无水酒精为佳，也可应用超声波清洗仪清洗小零件。有机溶剂一定要限制使用。要保证清洗后没有残留的纤维、研磨膏等异物，否则可能比清洗前更糟糕，镜筒在拆卸清洗后必须重新合轴。

第四章 血液检测仪

临床中常用血细胞分析仪、血液凝固分析仪、血液黏度计、血小板聚集仪、自动血沉分析仪等仪器对血液标本的相关指标进行检验，实现对血细胞数量与形态、血液流动和变形、止血与凝血功能等的检查与分析。

第一节 血细胞分析仪

血细胞分析仪是医学检验中最常用的分析仪器之一，其主要功能为对血液中不同类型的细胞进行计数、白细胞分类计数、血红蛋白（hemoglobin, HGB）含量测定等，并根据检测数据得出相应的细胞形态参数。

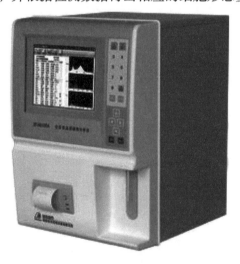

图 4-1 XFA6100A 型血液细胞分析仪

20 世纪初期，莫尔德兰采用光电器进行血细胞计数。1947 年拉格克兰茨采用高效光电倍增管加上光电扫描技术及暗视野照明法进行血细胞检测分析，克服了莫尔德兰光电法中存在的问题，可试用于临床。1958 年，美国 W.H.Coulter 博士发明了微粒子计数专利技术，建立了电阻抗原理（库尔特原理）并应用于血细胞分类计数中，研制出第一台电子血细胞计数仪，同时发明了血红蛋白分析仪，大大提高了其分析速度和分析质量。随着血细胞分析技术的不断拓展，血细胞计数仪更新发展为血细胞分析仪，除了能对常规全血细胞成分进行分类分析，还可以根据测量数据分析出细胞形态等诸多参数，如血细胞比容（HCT）、红细胞平均体积（MCV）、红细胞平均血红蛋白含量（MCH）、红细胞平均血红蛋白浓度（MCHC）、红细胞体积分布宽度（RDW）、单个红细胞血红蛋白平均含量（CH）、红细胞血红蛋白分布宽度（HDW）等，同时具有对有核红细胞（NRBC）和网织红细胞（RET）计数及其相关参数的检测、幼稚粒细胞和未成熟粒细胞及造血干细胞的计数、未成熟血小板比率（IPF）、淋巴细胞亚型计数、细胞免疫表型检测等扩展功能。21世纪初，全自动血细胞分析流水线的应用，开创了血液分析仪器的新纪元，其集新技术、新模式、多功能、全自动、高速度、高精度、高智能、标准化、信息化等于一体，成为临床中重要的检验分析仪器。血细胞分析仪的迅猛发展，为临床各层次的需求提供了有效可靠的检测信息，对疾病的辅助诊断、治疗和预后判断有着重要的意义。

一、基本检测原理

（一）电阻抗法检测原理（principle of electrical impedance）

悬浮于电解质溶液中的血细胞相对于等渗的电解质溶液为非导电颗粒。当体积不同的血细胞通过微孔检测器的计数小孔时，小孔内外电极之间的恒流电路上，电阻值瞬间增大，产生一个电压脉冲信号。脉冲的数量与细胞的数量成正比，脉冲的幅度与细胞的体积成正比（见图4-1）。脉冲信号经放大、阈值调节、甄别、整形后，送入计数系统进行处理，得出被测细胞的体积及数量等信息，对红细胞和血小板根据体积进行区分并分别计数，并可在一定的条件下对白细胞计数和按照体积大小进行分群。这就是电阻抗法检测原理，又称库尔特原理，它是三分群血液分析仪的核心技术，也是现代五分类血细胞分析仪联合检测技术中的重要分析手段。

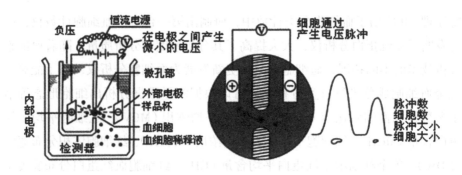

图 4-2　电阻抗法血细胞计数原理示意图

　　由电阻抗法检测原理，悬液中的血细胞在一定时间内流过一个用红宝石做成的微孔，微孔直径 100 um，厚 70 um。细胞依据体积不同而产生不同大小的脉冲信号，仪器在进行分类计数的同时还可以提供细胞体积分布图。以体积（fL）为横坐标，细胞的相对数量为纵坐标，把细胞在一个个很小的体积范围（一般小于 2 fL，称为通道）内的数量分布情况表达出来，称为细胞体积分布直方图（见图 4-2）。例如正常血小板的体积在 2~30 fL 范围内，设置 64 个通道，每个通道对应一定的微小体积范围，悬液中的血小板通过计数小孔时产生信号经处理得出其体积，累计于相应通道中。检测完毕，仪器可自动绘制能显示某一特定细胞群的细胞体积分布直方图，也可提示异常图形及相应部位报警，脉冲信号直方图表达细胞或颗粒体积大小的异质性。正常人的血细胞直方图在不同类型的血细胞分析仪上有特定的曲线，掌握正常血细胞直方图的特征可以发现异常情况，并按规则对血液标本进行复检。

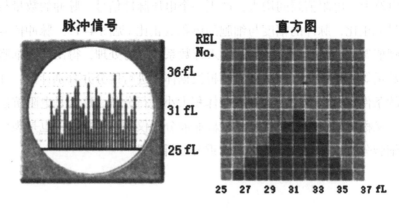

图 4-3　脉冲信号与直方图的关系

(二) 联合检测型血细胞分析仪工作原理

20世纪80年代以来，开发出了联合检测型技术，形成了"五分类"血细胞分析仪检测原理。联合检测技术均以流式细胞技术为基础，使标本悬液中的细胞在鞘流液包裹下，单个成束排列通过联合检测器被分析，一方面最大限度地降低了细胞间的重叠，另一方面联合使用多项技术同时分析一个细胞，综合分析测量数据，可获得更准确、精密的结果。

1. VCS 分析技术

VCS 是体积（volume）、传导性（conductivity）和光散射（scatter）的组合缩写。这个技术的特点是在溶解红细胞时保持白细胞不变或者"接近原态"，对正常白细胞和幼稚细胞进行精确分析。细胞体积的分析仍采用电阻抗原理，无论细胞在检测通道光路上的方向如何，均能被准确测量出体积大小。传导性分析采用高频电磁探针原理测量细胞内部结构间的差异，高频电流可以穿透细胞，从而收集细胞内部构成、细胞核和细胞质的比例以及细胞内质粒的大小和密度等信息，将大小相近的细胞区别开来，如区分直径均在 $9 \sim 12$ μm 的嗜碱性粒细胞和淋巴细胞。光散射检测器内的氦—氖激光器发出一椭圆形的单色激光束，垂直照射计数池通道，在不同角度（$10 \sim 70°$）对每个流经的细胞进行扫描分析，测定其散射光强度，探测细胞内核分叶状况和胞质中的颗粒情况，提供有关细胞颗粒性的信息，可以区分出颗粒特性不同的细胞群体从而提供细胞结构、形态的光散射信息。由于细胞内粗颗粒对光的散射能力较细颗粒更强，故光散射分析对细胞颗粒的构型和颗粒质量具有很好的区别性能。

运用流体动力聚焦技术，使血细胞在鞘流液中以单个细胞排列，逐个进入石英材质的流动检测池中，同时接受 VCS 三重技术的检测。仪器将分析每个细胞在 V、C、S 三种检测技术上的测量结果，因为不同类别的细胞会在体积、表面特征、内部结构等方面呈现明显的不同。根据体积（Y 轴）、传导性（Z 轴）和光散射（X 轴）的参数特征，细胞被定义到三维散点图中相应的位置。散点图上所有单个细胞的位置就形成了相应细胞的群落，经统计处理，得出白细胞分类计数的结果。仪器不仅仅作出对正常白细胞的五项分类结果，给出典型的散点图型，还可以提示许多异常细胞区域的报警。

2. 多角度偏振光散射分析技术

仪器结合双鞘液技术，以氦—氖激光照射单个排列的细胞，收集多角度激光和偏振光散射强度信号，经综合分析实现白细胞的分类计数。这种技术是在单一检测器通道中完成的，高度保证了取样后细胞分析条件的一致性，并大大提高了分析效率。全血标本中红细胞和血小板的计数仍采用电阻抗原理进行。

全血标本与鞘液混合稀释后，细胞悬液经流体动力聚焦作用与鞘液快速、依次通过流式细胞检测窗，被垂直入射的激光照射并检测。散射光强度从以下四个方面表现：①0°（1~3°）前向角散射光强度反映细胞大小，同时检测细胞数量；②10°（7~11°）小角度散射光强度反映细胞结构以及核质的复杂性；③90°（70~110°）垂直角度散射光强度反映细胞内部颗粒及核分叶的状况；④90°D（70~110°）垂直角度的消偏振光散射强度，基于嗜酸性粒细胞可将垂直角度的偏振光消偏振的特性，将其从中性粒细胞及其他细胞中区分出来。数据经电脑软件处理，绘制散点图和直方图，完成白细胞的分类计数。

3. 光散射与细胞化学联合检测技术

应用激光散射与过氧化物酶染色技术进行白细胞计数和分类计数。这种方法不再仅依赖于细胞体积、形态的特征进行分类和计数，而是深入到细胞质内检测酶的生理活性，利用细胞内真正发生的细胞化学反应来染色并鉴别不同的白细胞类型。

这类仪器一般有五个测量通道：过氧化物酶检测（白细胞分类）通道；嗜碱性粒细胞/分叶核检测通道；红细胞/血小板检测通道；血红蛋白测量通道；网织红细胞检测通道。

4. 电阻抗、射频和细胞化学联合检测技术

利用电阻抗、射频和细胞化学联合检测技术，通过四个不同的测量通道对白细胞、幼稚细胞进行分类和计数。这类仪器共有四个不同的检测系统，将标本用特殊细胞染色技术处理后，再应用细胞大小和核内颗粒的密度技术对白细胞进行分类和计数。

（1）淋巴、单核、粒细胞（中性粒细胞、嗜酸性粒细胞、嗜碱性粒细胞）检测系统采用电阻抗与射频联合检测方式。使用作用较温和的溶血剂，使其对白细胞核及细胞形态影响不大。在小孔检测器内外电极上有直流和高频两

个发射器，由于直流电不能达到细胞质及核质，而高频电能透入胞内测量核大小和颗粒多少，因此这两种不同的脉冲信号的个数及高低综合反映了细胞数量、大小和核内颗粒密度。以细胞大小为横坐标，核内颗粒的密度为纵坐标，将被检测细胞定位于二维散点图上。由于淋巴细胞、单核细胞及粒细胞的大小、细胞质含量、核形态与密度均有较大差异，故可通过扫描得出其比例。

（2）嗜酸性粒细胞检测系统该系统利用电阻抗原理计数。血液经分血器分血后与专用溶血剂混合，特异的溶血剂使嗜酸性粒细胞以外的所有细胞均溶解或萎缩，随后含完整嗜酸性粒细胞的液体经电阻抗电路计数。

（3）嗜碱性粒细胞系统该系统检测原理与嗜酸性粒细胞相同，只是其溶血剂只能保留血液中的嗜碱性粒细胞。

（4）幼稚细胞检测系统由于幼稚细胞膜上的脂质较成熟细胞少，在细胞悬液中加入硫化氨基酸后，由于脂质占位不同，结合在幼稚细胞膜上的硫化氨基酸较成熟细胞多，加入溶血剂后，硫化氨基酸保护幼稚细胞形态不受破坏，而成熟细胞溶解，然后通过电阻抗法计数幼稚细胞。

5. 双鞘流技术和细胞化学染色法联合检测技术

双鞘流是专利技术，而测定本身是通过电阻抗技术和光学分析技术联合实现的。本方法将细胞化学方法和物理方法有机地结合在一起，由于采用了两个鞘流连续检测技术，提高了分析的精度和抗干扰能力，使白细胞的分类计数更为真实可信。

双鞘流系统中的流式通道有两个检测装置，$60\mu m$鞘流孔用于细胞体积的测定，$42\mu m$的光窗测定吸收比率用于分析细胞内容物。标本被鞘流稀释液作用，排列在流式通道的中央，细胞经第一束鞘流液后通过电阻抗微孔测定细胞真实体积，然后通过第二束鞘流引导到达光窗进行光散射和光吸收测定，分析细胞内部结构，最终将细胞测定信息在散点图相应的位置上表现出来。双鞘流技术有效避免了多个细胞同时通过检测器而造成的计数误差，防止气泡和静电对细胞分类的影响，大大提高了白细胞分类的准确度，并可识别巨大未成熟细胞和异型淋巴细胞。

仪器通过多个通道来完成白细胞的五项分类。结合专利酶促细胞化学全面染色技术，可对单核细胞的初级颗粒、嗜酸性粒细胞和中性粒细胞的特异颗粒进行不同程度的染色，同时对细胞的脂质组分（细胞膜、核膜、颗粒膜）进行染色。分析中还采用了360°样品旋转混匀技术、直线切割阀分血技术、多通道样品分配系统技术、多波长光学分析技术、时间检测装置、白细胞平衡检测技术等多项专利。

红细胞和血小板仍然采用电阻抗原理测定，血红蛋白采用比色法分析。

（三）血红蛋白测定原理

血红蛋白含量的测定在各型仪器中的检测原理相同，都采用光电比色法。在已稀释的血液标本中加入溶血剂，使红细胞溶解并释放出血红蛋白，血红蛋白与溶血剂中的有关成分结合形成血红蛋白衍生物，进入测试系统。在特定的波长（530~550 nm）下比色，测得的吸光度值与血红蛋白含量成正比，经仪器数据处理报告标本中血红蛋白浓度。

（四）网织红细胞检测原理

网织红细胞计数是反映骨髓造血功能的重要指标。网织红细胞是晚幼红细胞脱核后到完全成熟红细胞之间的过渡细胞，因其胞质中残存嗜碱性物质 –RNA，在活体状态下可被染成蓝色细颗粒或网状物而得名。20世纪90年代初，出现了网织红细胞分析仪，多采用激光流式细胞分析技术与细胞化学荧光染色联合技术，替代人工目测法，在临床中取得了良好的效果。在流式细胞仪的测量中，一般用一些特殊的荧光染料与网织红细胞中的 RNA 结合发出特定颜色的荧光，荧光强度与细胞内 RNA 的含量成正比。经数据处理系统综合分析检测数据，报告网织红细胞计数及精确指示网织红细胞占成熟红细胞的百分率。

二、血细胞分析仪的结构与工作流程

（一）仪器结构

各种类型血细胞分析仪的工作原理和功能不同，结构也不尽相同。一般主要由机械系统、电子系统、血细胞检测系统、血红蛋白测定系统及计算机控制系统等以不同形式组合构成。

1. 机械系统

机械系统包括机械装置和真空泵。如全自动血细胞分析仪，其机械装置一般含进样针、分血器、稀释器、混匀器及定量装置，用于标本的定量吸取、稀释、传送、混匀，以及将样品移入各种参数的检测区，兼有清洗液路和排除废液的功能。

2.电子系统

电子系统由主电源、电子元器件、温控装置、各类电路控制系统（如自动真空泵电子控制系统）、自动监控、显示和报警系统等组成。

3.血细胞检测系统

临床上常用的血细胞分析仪，主要使用电阻抗检测系统和流式光散射检测系统两大类。

（1）电阻抗检测系统由检测器、放大器、甄别器、阈值调节器、检测计数器和自动补偿装置组成，用于红细胞、血小板的计数，以及在"二分群""三分群"类的分析仪中，担任白细胞的分群计数功能。

正确的检测是血细胞逐个通过检测器的小孔，一个细胞只产生一个脉冲信号。但在实际检测过程中，两个或多过细胞重叠而同时进入孔径感受区内，仅产生一个高或宽脉冲信号，引起一个或多个脉冲丢失，计数产生偏差。这种脉冲减少现象称为复合通道丢失或重叠丢失。现代血细胞分析仪都设置自动补偿装置，在分析中自动校正复合通道丢失，保障分析质量。

（2）流式光散射检测系统由激光光源、检测区域装置、检测器、放大器、甄别器、阈值调节器、检测计数器和自动补偿装置组成。这类检测系统主要应用于"五分类"或"五分类十网织红细胞"等较高档次的仪器中。

4.血红蛋白测定系统

血红蛋白测定系统由光源（一般为546nm波长的LED灯）、透镜、滤光片、流动比色池和光电传感器组成。

5.计算机控制系统

计算机控制系统是仪器的大脑，其主要功能包括接收信号、检测系统参数、产生控制信号、接收按键信号、运算功能、存储功能、驱动LCD显示屏、驱动键盘和打印机等。

（二）血细胞分析仪的工作流程

血细胞分析仪通常有多个检测通道对血液细胞成分进行分析。各系统和通道之间有机配合，将检测信号送至数据处理单元进行综合分析，报告相关检验结果。各种型号的血细胞分析仪工作流程相似，如图4-4所示。

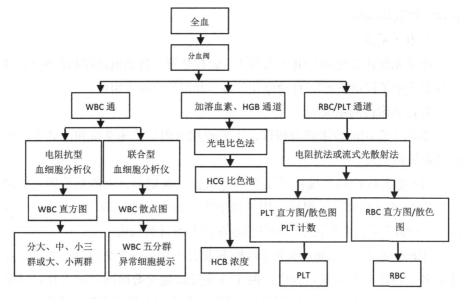

图4-4 血细胞分析仪工作流程框图

三、血细胞分析仪的性能指标与评价

(一) 血细胞分析仪的性能指标

1. 测试参数

一般的血细胞分析仪提供的测试参数较少，高技术水平的仪器可提供40个以上的测试参数。选购仪器时，可根据本实验室的主要任务和病人群，选购合适的血细胞分析仪。

（1）红细胞参数包括红细胞计数、血红蛋白浓度、血细胞比容、平均红细胞体积、平均红细胞血红蛋白含量、平均红细胞血红蛋白浓度、红细胞体积分布宽度、红细胞血红蛋白分布宽度、网织红细胞体积分布宽度、红细胞体积直方图、红细胞体积与血红蛋白含量分析九分图、网织红细胞计数与分群、有核红细胞计数等。

（2）白细胞参数包括白细胞计数、白细胞三分群或五分类、白细胞核象（分叶指数）、白细胞髓过氧化物酶指数、淋巴细胞亚群、CD3和CD4相关细胞、中性粒细胞体积分布宽度、平均中性粒细胞体积等。

（3）血小板参数包括血小板计数、平均血小板体积、血小板比容、血小板体积分布宽度、血小板体积直方图、网织血小板分群计数等。

2. 测试速度

测试速度一般为 40～150 个／小时。

3. 样本量

全血 20～250μL 不等，与仪器设计有关，静脉抗凝血样或末梢血样均可。

4. 精密度与示值范围

血细胞分析仪的精密度与示值范围见表 4-1。

表 4-1　血细胞分析仪的精密度与示值范围

参数	精密度	示值范围
WBC	≤ 3%	$(0 \sim 250) \times 10^9 L^{-1}$
RBC	≤ 1.5%	$(0 \sim 7.7) \times 10^{12} L^{-1}$
HCG	≤ 1.5%	$0 \sim 230 g \cdot L^{-1}$
PLT	≤ 5%	$(0 \sim 2000) \times 10^9 L^{-1}$

5. 分析结果显示

除了以检验报告单的形式显示检测参数，还可打印或传送结果，并能显示、打印直方图和散点图。

（二）血细胞分析仪的性能评价

按照 1994 年国际血液学标准委员会（ICSH）和 2010 年美国临床实验室标准化协会（CLSI）公布的对白细胞分类、网织红细胞计数和血小板检测的血液分析仪评价指南，新安装或维修后的仪器，必须进行仪器性能测试和评价。性能评价的内容见表 4-2。

表4-2　ICSH 规定的血液分析仪性能评价内容

项目	分析测量区间	精密度	携带污染	相关性	准确度	标本老化	干扰
血细胞计数仪	+	+	+	+	+	+	+
白细胞分类计数	+	+	+	+	+	+	+
网织红细胞	-	+	+	+	+	+	+
流式细胞检测	-	+	+	-	-	+	-

（1）空白检测限（limit of blank,LOB），又称本底，是指空白试剂和电子噪声的作用，是导致仪器检测结果假性增高的原因。LOB 与准确的定量检测限含义不同。

（2）分析测量区间（analysis measuring interval,AMI），为仪器的最佳测试范围。采用同源乏血小板血浆稀释压积细胞，得到覆盖生理和病理范围的不同稀释度。将每个稀释度当做一个标本，检测红细胞、白细胞、血红蛋白和血小板，经统计学分析，观察仪器在覆盖的浓度范围内检测结果的一致性，得到仪器的最佳测试范围。该范围越宽越好。

（3）精密度（precision），指重复测定中各次检测结果彼此接近的程度。常用 SD 或 CV 表示。包括批内、批间精密度和总精密度的评价，并覆盖整个生理和病理范围。评价时注意用高、中、低值新鲜全血各 10 份进行评价。

（4）携带污染（carry over），指所检测的前一标本对下一标本检测结果的影响。通常用携带污染率（%）表示。在检测大量样本前，必须对高值和低值标本的携带污染进行评价，以保证交叉检测时仪器的稳定。

全自动血细胞分析仪的分析测量区间、精密度和携带污染率及偏差要求见表4-3。

表4-3　全自动血细胞分析仪的分析测量区间、精密度和携带污染率及偏差要求

参数	分析测量区间	精密度 /（%）	携带污染率	偏差
HGB	$120 \sim 160 \ g \cdot L^{-1}$	≤ 2.5	≤ 1.0	不超过 ±2.5%
RBC	$(4.00 \sim 5.50) \times 10^9 L^{-1}$	≤ 2.0	≤ 1.0	不超过 ±2.5%
WBC	$(4.00 \sim 10.0) \times 10^9 L^{-1}$	≤ 4.0	≤ 1.5	不超过 ±5.0%

续　表

参数	分析测量区间	精密度 /（%）	携带污染率	偏差
PLT	$(100 \sim 300) \times 10^9 L^{-1}$	≤ 8.0	≤ 3.0	不超过 ± 8.0%
MCT	30% ~ 50%	≤ 3.0		不超过 ± 3.0%
MCV	80 ~ 100	≤ 3.0		不超过 ± 3.0%

（5）总重复性（totaI reproducibility），包括了重复测定的随机误差和携带污染双重变异因素。评价时随机取样 20 份，分即刻、2h 和 4h 测定，然后将 3 次有关项目测定结果进行统计学分析。

（6）可比性（comparability），是反映仪器检测结果与使用常规程序检测结果达到一致性的能力的指标。将正常人新鲜血，在已校准的待测血液分析仪（新系统）和比对血液分析仪（原系统）上测定，交叉核查结果的可比性。这个方法也可评价仪器的准确度。

（7）线性范围（linearity range），定义为检测信号与被检测物质的量或浓度呈线性关系的范围，应包括测定指标的医学决定水平。

（8）对异常标本和干扰物的评价，尽可能多地检测能代表所有临床检验的预期范围的标本，可对异常标本或干扰物质的标本用仪器进行专门的研究。

除此之外，应按 CLSI2010 年颁布的"白细胞分类计数（百分率）参考方法和仪器评价方法"建议，用已知精密度和偏倚的白细胞分类计数参考方法，评价血液分析仪的白细胞分类计数性能（灵敏度和特异性）。

新购置的仪器投入使用前、仪器更换部件或维修后、室内质控和室间质评检测结果有漂移时或比对结果超出允许范围，以及正常使用半年以上，都必须按照国际参考方法对血细胞分析仪进行校准。血细胞分析仪的检测结果只有溯源至参考方法，才能保证结果的准确性和不同实验室检测结果的可比性。校准方法和程序见卫生部 WS/T347–2011"血细胞分析的校准指南"。

四、血细胞分析仪的维护保养与常见故障排除

血细胞分析仪是临床检验中使用频率较高的仪器。良好的工作环境，正确的操作和严格的维护保养是保证仪器性能稳定的关键。应根据操作说明

书和本实验室的分析要求，编制仪器操作和维护保养的标准作业程序（standard operation procedure,SOP），用来指导和规范日常工作。

（一）维护保养

1. 装机要求

血细胞分析仪系精密电子仪器，各部件对电源的要求较高，须有独立的断电保护装置和抗干扰电源，并良好接地。仪器工作环境温度为 15~30℃，温度变化 <5℃，最大湿度为 85%。仪器后面至少应留出 60cm 以上的空间以利于散热和维修。

2. 预防保养

①更换部件。按照管道更换表对相应的管道进行定期更换；更换空气过滤器和分类混匀池等；②检查各部件是否损坏、功能失效或不清洁，若有必要则及时清洁或更换。

3. 常规保养

精密仪器应专人管理，并按要求进行规范的维护保养。定期的检查和维护应及时记录，以备查验。

（1）开机前确认已清空废液瓶；检查各管路连接状况良好；保证试剂充足。

（2）每日开机必须执行循环冲洗，关机必须执行关机程序。因为各种试剂本身有很多微小颗粒，开机诊断时，如果试剂质量不佳则空白测量通不过，仪器显示"Startup Fail"。此时无需调试仪器，根据实际情况更换试剂即可。

（3）目测检查稀释 / 计数池是否正常，有无结晶、血凝块，各条管路是否通畅，加样针运行位置是否准确。如有问题，及时解决处理。

（4）按说明书要求，定期清洗小孔管的微孔。任何情况下都必须将小孔管浸泡在新鲜的稀释液中。定时清洗检测器，计数期间，每测完一批样本，按几次反冲装置，以冲掉沉淀的变性蛋白质。每日工作结束，用清洗剂清洗检测器 3 次，并将新鲜的清洗剂充满检测器，或配制 3%~5% 的滤清次氯酸钠溶液或稀的八四消毒液，根据每日样本量，定期将清洗液当做样本检测几次，再用稀释液反复冲洗后使用，其目的是清洗液路系统。一般使用仪器配套清洗液，也可根据需要，自配加酶（如胃蛋白酶）的强效清洗剂，充满液路系统并过夜，提高清洗效果。分血阀、分类混匀器等部件也需进行类似的清洗。可自动完成清洗程序的仪器，应该定时使用手工保养方式，清洗效果更好。经常用水或中性洗涤剂清理机械传动部件的灰尘和污物，并按要求添加润滑油。特别需要注意的是，各种清洗液、去离子水与稀释液的要求一样，不得有沉淀、颗粒和絮状物，一般用 $0.2\mu m$ 滤膜过滤后备用。

(二) 常见故障排除

1. 自检或计数状态故障提示压力异常

可能原因：压力泵故障；管路或压力室漏气；阀门异常；压力传感器不良；废液桶放置过高或排液管过长；排放液体不畅；电路系统故障等。检查并及时排除故障。

2. 故障显示红细胞（白细胞）计数孔堵塞

可能原因：①堵孔，计数时间超出正确设置的时间参数，检测器小孔管中的微孔堵塞是影响分析结果的最常见原因。根据微孔堵塞的程度，可分为"完全堵孔"和"不完全堵孔"两种。当检测器小孔管的微孔完全阻塞时或泵管损坏时，血细胞不能通过微孔而计数，造成测量失败，相应数据显示区无数据显示，为"完全堵孔"。"不完全堵孔"的因素很多，如溶血剂结晶、异物落入计数池、血样异常及试剂异常等。②若计数时间正常，堵孔报警可能因为压力不足、探针液面感应器失效、液路或阀门流动不畅、时间设置错误等。

故障排除：正确采集样本重新测定、更换试剂并做管路和检测器维护保养，可以排除"不完全堵孔"报警。"完全堵孔"时需卸下计数池小孔管等部件做手动保养，彻底清洁检测器。

3. 气泡报警

数据显示区无数据或由"***"替代。一般由试剂供给液路或计数通道异常等原因造成。更换老化的液路管，清洗计数通道，排除故障。

4. 温度异常报警

环境温度低于15℃或高于30℃。若室温正常，则可能是温度传感器及电路异常。有效控制室温，及时更换故障元器件，即可排除故障。

5. 自检过程中"本底异常"报警

若本底异常，PLT 测量值 >10，反映平常的维护保养不到位，需有效清洗计数池及液路系统。也可观察环境的噪声是否过大、电源是否正确接地和周围是否有大型设备干扰。

6. 所有项目检测值偏低

与样本问题、采样针堵塞和采样管泄漏有关。检查原因，及时处理。

第二节　血液凝固分析仪

血液凝固分析仪简称血凝仪，是进行血栓与止血分析的专用仪器。可自动检测多种与人体血液凝固功能有关的指标，为出血性和血栓性疾病诊断、溶栓与抗凝治疗监测及疗效观察提供必要依据。

一、血凝仪发展概述

1910 年，Kottman 发明了世界上最早的血凝仪。随后出现了光学比浊法、电流法和机械法等不同分析原理的血凝仪。20 世纪 70 年代以后，各种类型的自动化血凝分析仪相继问世。在分析原理不断拓展的同时，检测项目也逐渐增多，其检测指标从一般的筛选到可以对凝血、抗凝、纤维蛋白溶解系统单个因子的检测。20 世纪 90 年代开发的全自动血凝仪免疫通道，整合了不同的检测方法，使检测项目多样化，为血栓与止血等指标的分析提供了新的检测手段。

血凝仪按自动化程度不同分为半自动、全自动血凝仪。半自动血凝仪主要检测常规凝血指标，操作简便、成本低，检测原理单一，但分析项目少、速度慢，自动化程度低。全自动血凝仪分析技术复杂、检测项目多、智能化程度较高，除凝血指标外还可以提供抗凝、纤维蛋白溶解系统单个因子的检测结果。

在全自动血凝仪的基础上，与其他自动化血液分析仪器或系统相连，形成全自动血凝检测流水线系统。血液标本进入流水线后，经分配装置进入全自动检测流程，实现血液分析自动化，进而成为全实验室自动化的组成部分。

(一) 血凝仪的基本检测原理

目前血凝仪主要的分析方法有凝固法、底物显色法、免疫学法和干化学法。其中凝固法是血栓与止血指标检测的经典方法。

1. 凝固法

凝固法是通过检测血浆在凝血激活剂作用下的一系列物理量（光、电、超声和机械运动等）的变化，再由计算机分析所得数据，并将之换算成最终结果的方法，故又称为生物物理法。分析时将凝血激活剂加入待检血浆中，使其发生体外凝固，血凝仪连续探测并记录凝血过程中这些物理量的变化，数据经处理后报告检测结果。这些变化的物理量可以通过光学法、电流法、磁珠法和超声分析法等进行测量。

光学法是现代血凝仪应用最多的检测方法。根据原理的不同，它又分为散射比浊法和透射比浊法两类，散射比浊法准确、精密，性能优于透射比浊法。光学法凝血分析技术的灵敏度高、仪器结构简单、易于自动化。但是异常标本如脂血、黄疸和溶血标本，低纤维蛋白原血症标本，以及样品测试杯的光洁度、加样中的气泡等因素，会产生本底浊度信号，干扰分析结果。通常仪器通过补偿装置校正这些影响，但干扰因素过大时，会降低检测的质量。

磁珠法又称黏度法，是根据磁珠运动的幅度随血浆凝固过程中黏度的增加而变化来测量凝血功能的方法。双磁路磁珠法是新一代的磁珠法分析技术。其测试杯两侧有一组驱动线圈，它们产生恒定的交替电磁场，使测试杯底部特制的去磁小钢珠在血浆内保持等幅振荡运动。当加入凝血激活剂后，随着纤维蛋白的产生增多，血浆的黏度增加，小钢珠的运动振幅逐渐减弱，仪器根据另一组测量线圈感应到小钢珠运动的变化，当运动幅度衰减到50%时确定凝固终点。相比光学法，双磁路磁珠法除能排除样品本底的干扰外，还具有样品用量少、血浆和试剂充分混匀、测试杯可反复使用等优点。

2. 底物显色法

底物显色法又称生物化学法，是通过测定产色底物的吸光度变化来推测所测物质的含量和活性的方法。检测通道以卤素灯为光源，波长一般为405 nm。探测器与光源呈直线，与比色计相似。

通过人工合成具有某种特定作用位点的小段肽，其与天然凝血因子的一段氨基酸序列相似，将可水解产色的化学基团与该多肽作用位点的氨基酸相连。测定时由于凝血因子具有蛋白水解酶的活性，它不仅能作用于天然蛋白质肽链，也能作用于人工合成的肽链底物，从而释放出产色基因，使溶液呈色。产生颜色的深浅与凝血因子活性成比例关系，故可对凝血因子进行精确的定量。目前人工合成的多肽底物有很多，最常用的是对硝基苯胺（PNA），呈黄色，可用405 nm波长进行测定。

底物显色法特异性好、精密度和准确度高，易于自动化和标准化，特别适合血栓或止血过程中的多种酶（原）的活性检测。

(三) 免疫学法

以纯化的被检物质为抗原，制备相应的单克隆抗体，利用抗原抗体的特异反应对被检物进行定性和定量分析的方法，称为免疫学法。常用方法有免疫扩散法、火箭电泳法、双向免疫电泳法、酶标法和免疫比浊法。自动血凝仪多使用免疫比浊法，其操作简便、特异性高、准确可靠，易于自动化。

免疫比浊法分为直接浊度分析法和胶乳浊度分析法，直接浊度分析法采用透射比浊或者散射比浊测量原理。待检标本中的抗原与其对应抗体反应形成复合物，从而产生足够大的沉淀颗粒，通过测定透射光强度或散射光强度的变化来计算抗原的含量。胶乳浊度分析法通过将待检标本中的抗原相对应的抗体预先包被在直径为15～60 nm的乳胶颗粒上，使抗原—抗体复合物体积增大，检测光通过时，透射光强度或散射光强度的变化更为显著，从而提高实验的敏感性。该方法多用于纤维蛋白原降解产物和D-二聚体的分析。

(四) 干化学法

干化学法主要用于床旁凝血分析。用惰性顺磁铁氧化物颗粒（paramagnetic iron oxid particles,PIOP）均匀分布并结合于可产生凝固或纤溶反应的干试剂中，PIOP可在一固定垂直磁场作用下移动。当血标本通过毛细管作用进入干试剂反应层中，使干试剂溶解并发生相应的凝固反应或纤溶反应。与试剂结合的PIOP在反应过程中通过移动或摆动幅度的大小反映纤维蛋白形成或溶解的动力学特征。光电检测器收集PIOP摆动时产生的光强度变化，经数据处理报告、分析结果。床旁血凝分析目前主要用于检测凝血和纤溶的常规试验，如凝血酶原时间、凝血酶时间、活化部分凝血活酶时间、纤维蛋白原，有的可报告激活全血凝固时间，还有的可检测组织纤溶酶原激活物、链激酶、尿激酶活性等。床旁凝血分析快速、简便、结果稳定、重复性好，能提供较准确的过筛数据，并大大减少完成检测所需的时间，适合于抗凝和溶栓治疗的床旁监测。

二、血凝仪的基本结构

(一) 半自动血凝仪的基本结构

半自动血凝仪主要由样品和试剂预温槽、加样器、检测系统（光学、磁场）及微机组成。有的半自动仪器还配备了发色检测通道，使该类仪器同时具备了检测抗凝及纤维蛋白溶解系统活性的功能。

针对光学法半自动血凝仪的影响因素多、重复性较差等缺陷，仪器中设置自动计时装置，以告知预温时间和最佳试剂添加时间。有的仪器在测试位添加试剂感应器，感应器在移液器针头滴下试剂后，立即启动混匀装置振动，使反应过程中血浆与试剂得以充分地混合。有的仪器在测试杯顶部安装了移液器导板，在添加试剂时由导板来固定移液器针头，保证了每次均可以在固定的最佳角度添加试剂并防止气泡产生。这些改进，提高了半自动血凝仪检测的准确性。

一般半自动血凝仪使用凝固法进行测试，而需要用其他测试方法实现的凝血项目检测则可选择自动生化分析仪、酶标仪等进行。

(二) 全自动血凝仪的基本结构

全自动血凝仪包括样品传送及处理装置、试剂冷藏位、样品及试剂分配系统、检测系统、计算机控制系统、附件等。

1. 样品传送及处理装置

血浆标本由传送装置依次向吸样针位置移动，大多数仪器设置有急诊位置，可使常规标本检测在必要时暂停，急诊标本优先测定。样品处理装置由标本预温盘及吸样针组成，前者可以放置几十份血浆样本。吸样针吸取血浆后放入预温盘的测试杯中，供重复测试、自动再稀释和连锁测试用。

2. 试剂冷藏位

可同时冷藏放置几十种试剂，避免试剂的变质。

3. 样品及试剂分配系统

由样品臂、试剂臂、自动混合器构成。样品臂自动提起标本盘中的测试杯置于样品预温槽中进行预温。随后试剂臂将试剂注入测试杯中（性能优越的全自动血凝仪设置有独立的凝血酶吸样针，以避免凝血酶对其他检测试剂的污染），自动混合器将试剂与样品充分混合后送至测试位，经检测过的测试杯被自动丢弃于特设的废物箱中。

4. 检测系统

与不同型号仪器采用的测量原理有关，是全自动血凝仪的关键部件。

5. 计算机控制系统

根据设定的程序控制血凝仪进行工作，并将检测得到的数据进行分析处理，最终得到分析结果，通过计算机屏幕显示或打印机输出结果。计算机控制系统还具有储存病人检验结果、质量控制数据统计、记忆操作过程中的各种失误等功能，还可以很方便地与实验室信息系统和临床实验室信息系统连接。

6. 附件

主要有系统附件、穿盖系统、条形码扫描仪、阳性标本分析扫描仪等。

三、血凝仪的性能指标与评价

按照 ICSH 所制订的评价内容，对血凝仪性能进行全面的评价。

1. 精密度

精密度也称重复性测定，评价血凝分析的偶然误差。选用质控血浆或新鲜病人血浆在相同或不同时间内进行检测，分析批内、批间重复性及总重复性，最好采用高、中、低三个水平的样本进行测定（$n \geq 15$）。总重复性测定用 20 ~ 100 份病人标本，随机排列，每个标本测定 2 ~ 3 次，求总 CV、批内精密度、仪器稳定性、携带污染率等因素的总和，最能反映仪器的精度性能。常用凝血试验项目测定的重复性要求见表 4-4。

表 4-4　常用凝血试验项目测定的重复性要求

项目	CV（%）	
	正常标本	异常标本
APTT	4.0	8.0
PT	3.0	8.0

项目	CV（%）	
	正常标本	异常标本
TT	10.0	15.0
FIB	8.0	15.0

2. 线性

以质控物、定标物或混合血浆测定在不同稀释度（4~5个浓度）时的各种相关分析参数，观察各种参数是否随血浆被稀释而相应减低。理想的结果是不同程度稀释及其相应结果在直角坐标纸上应为一条过原点的直线。例如大多数自动血凝仪测定纤维蛋白原的线性为 0.5~9 g/L。

3. 携带污染率

用高低两个活性/含量的血浆，先测定高值样品3次（H_1、H_2、H_3），随即测定低值样品3次（L_1、L_2、L_3），计算携带污染率公式为：

$$携带污染率 = \frac{L_1 - L_3}{H_3 - L_3} \times 100\%$$。一般携带污染率应不高于5%。常用凝血试验项目的携带污染率的要求见表4-5。

表4-5　常用凝血试验项目的携带污染率的要求

试验项目	携带污染率
APTT	≤ 5%
PT	≤ 5%
FIB	≤ 10%

4. 准确性

准确性即以参考方法确定的参考品或校正品（calibrator）对血凝仪测定的准确性予以评价，定值参考品须由厂家提供或使用规定的校标物。准确性也可通过传统的回收率加以评价。

5. 相关性

相关性（correlation）也称可比性分析，主要取决于对比方法的性能。评价时最好选择参考方法为对比方法，这样在解释结果时，就可将方法间的任何分析误差都归于待评价方法，但目前大多数血凝分析参数缺乏参考方法。也可使用被评价血凝仪与已知性能并经校正的血凝仪做平行测定，如果偏差为固定误差或比例误差，可能是仪器没有校准，重新校准即可使用，如偏差缺乏规律性，则可能为仪器本身缺陷，用户难以解决。

6. 干扰

干扰（interference）即血凝仪在异常标本或干扰物存在情况下的抗干扰能力。如对脂血、溶血、黄疸标本以及临床经肝素钠治疗的标本，检查结果有无影响。

四、血凝仪的维护保养与常见故障排除

检测前的充分准备和日常规范的维护保养是血凝仪正常运行、延长使用寿命的基本保障。仪器应专人管理专人使用，严格按照说明书做好定期的维护保养，发现问题及时处理，记录仪器使用、维护、检修和更换零配件的详细情况，掌握仪器的工作状态，对减少仪器的故障、保持良好的工作状态、获取准确可靠的分析数据有重要意义。

(一)半自动血凝仪

1. 常规维护保养

这类仪器多数采用凝固法或磁珠法检测相关指标。

（1）仪器和加珠器（磁珠法）必须远离电磁场的干扰。最好使用一次性测试杯和去磁小钢珠。使用稳压器提供电源，避免阳光直射和震动，避免仪器受潮和腐蚀。

（2）为避免生物危险，使用一次性手套，定期用湿润的吸水纸清洁仪器表面和试剂位，用湿润的棉花清洁预温槽、加样器，用漂白液（1:10 的 5%次氯酸钠溶液）清洁测量孔，如果血浆（试剂、质控物和定标液、缓冲液）污染了仪器，也需用漂白液进行擦拭，然后用清水洗净并干燥。

（3）在尝试将零部件从机器上拆下之前，应先关机，然后将插头从电源插座上拔下。某些调整不得不在机壳打开和开机状态下进行时，只有等到厂

商授权的人员才可以继续操作。必须严格遵守基本安全规则。

2. 常见故障排除

在使用过程中发现仪器未报警，但所有标本 FIB 测量结果均偏低、其他结果正常时，常见的原因有：①试剂问题；②凝固法仪器光源或光电检测器老化；磁珠法驱动线圈和感应线圈异常；③样品探针、试剂探针堵塞；④混匀装置失效，马达电源线可能脱落或者磁铁松脱、失去磁性等。

当仪器测量温度不稳定时，排除电路因素，可考虑为温度传感器故障。检测不到加样器，可能和加样器与主板接口损坏、加样器故障、对应主板故障等有关。

(二) 全自动血凝仪

1. 常规维护保养

每日维护：①开机前检查水、电是否正常，试剂是否足够，检查样品探针、试剂探针搅拌器、清洗针有无裂纹、折断和弯曲，打开系统面板，检查泵、水路系统是否漏水；②清洗样品探针、试剂探针，防止针管堵塞，清空垃圾箱，清空废液，清洗使用过的反应管。

每周保养：每周向液压管内灌注冲洗液，对管路系统进行一次彻底的清洗；清洗纯水滤芯；清洗试剂冷藏位和测试杯槽；清洗洗针池等。

每月保养：指示灯校准；清洁机械运动部件和传动滑轨，并加润滑油。

每年保养：清洁洗液瓶内部；清洁负压器里的灰尘；清洁空气过滤网；更换光源灯等。

2. 常见故障排除

开机后仪器持续报警显示真空泵一直工作不停，可能原因：管路堵塞及结合部位、洗涤瓶或废液瓶气密性差；负压泵密封垫圈或压缩泵中正压泵膜磨损或管路堵塞。

样品探针、试剂探针无法正常工作，可能原因：标本的质和量没有达到要求；血浆量不够或者有凝固物或漂浮物，需进行标本的调整或探针清堵的处理；步进马达的皮带、齿轮有些微磨损，或者滑轨积尘等；探针被撞歪，需及时修正。

仪器报警测试杯阻塞，可能原因：测试杯被卡住 (取出即可)；测试杯感应器异常；测试杯中液体太多，超过警戒线。

出现抓手错误，可能原因：使用过的测试杯没有移出或废物箱满，需手工移走；检查并调整抓手的机械位置；抓手上混匀马达电源线是否脱落或接触不良。

五、血凝仪的临床应用

全自动血凝仪可以进行凝血、抗凝和纤维蛋白溶解系统功能和临床用药的监测等多个项目的分析。

（1）凝血常规检测，如凝血酶原时间、活化部分凝血活酶时间、凝血酶时间测定；单个凝血因子含量或活性的测定，如纤维蛋白原及凝血因子Ⅱ、Ⅴ、Ⅶ、Ⅹ、Ⅷ、Ⅸ、Ⅺ、Ⅻ。

（2）抗凝可进行抗凝血酶Ⅲ、蛋白 C、蛋白 S、抗活化蛋白 C、狼疮抗凝物质等测定。

（3）纤维蛋白溶解可测定纤溶酶原、α_2- 抗纤溶酶、纤维蛋白降解产物、D- 二聚体等。

（4）临床用药的监测在临床上应用普通肝素、低分子肝素及口服抗凝剂如华法林时，可用血凝仪进行监测，以保证用药安全。

第三节　血液流变学分析仪

血液流变分析仪器（hemorheology analyzer,HA）是在血液流变学的理论基础上发展起来的一种对全血、血浆或血细胞流变特性进行分析的检验仪器，主要有血液黏度计、红细胞变形测定仪、血沉分析仪、血小板聚集仪和红细胞电泳仪。1900 年，Copley 首次提出血液流变学的概念，随后出现了最早的毛细管式的血液黏度计。1961 年，Wells 等人研制出锥板旋转式血液黏度计，极大地推动了血液流变学的发展。1975 年，Bcssis 等发明的激光衍射测定仪，实现了红细胞变形性的研究。目前国产的血液黏度计在各级医院中广泛使用，成为临床医学和科研工作中不可或缺的重要分析仪器。

一、血液黏度计

血液黏度（blood viscosity）是衡量血液流动性的重要指标，也是血液流变学研究的核心，其高与低能反映血液循环的优与劣，或血液供应的多少。黏度越大，流动性越小，反之越大。其大小主要由血细胞比容、红细胞聚集性、红细胞变形性、红细胞表面电荷、血浆黏度、纤维蛋白原（FIB）含量及WBC、PLT 流动性等内因决定，还与测量条件如温度、pH、渗透压、标本存放时间、抗凝剂、检测方法和仪器性能等因素有关。

血液黏度计按自动化程度分为半自动型和全自动型，按工作原理分为毛细管式黏度计和旋转式黏度计。

（一）血液黏度计的基本工作原理

1. 毛细管式黏度计

毛细管式黏度计，即一定体积的液体，在恒定的压力驱动下，流过一定管径的毛细管所需的时间与其黏度成正比。临床中通过测定一定体积的血浆和等体积蒸馏水流过相同毛细管所需的时间之比值，计算血浆比黏度（ratio of viscosity）。

$$全血血浆比黏度 = \frac{全血血浆时间}{蒸馏水时间}$$

血液、唾液等含有悬浮物等分散颗粒的流体，在一定的温度下其黏度值随切变率而变化。血流在毛细管中流动，距轴心不同半径处切变率不同，故管中各处黏度也就不同。毛细管式黏度计测量全血黏度，所得结果只是某种意义上的平均，得不出在某一特定切变率下的黏度，必然对测量结果产生较大的误差。这种仪器数据处理时都会在电路或计算方面进行校正。

2.旋转式黏度计

以牛顿的黏滞定律为基础，分为锥板式和筒－简式两种，前者是目前国产黏度计中应用最多的，由一个圆板和一个同轴圆锥组成，待测血样放在圆锥和圆板间隙内，一般固定圆板，圆锥旋转，通过测量液体加在圆锥上的扭力矩换算成血样的黏度。测定时被测血样可在预先设定的切变率下，作单纯的定向流动，克服了毛细管式黏度计在测量全血样品时呈现的非线性流层，及前进或退缩中流体与空气界面因表面张力所引起的弯月面对测定精度的影响。锥板式黏度计有较宽的切变率范围，符合 ICSH 要求，而且能提供不同角速度下的切变率。

锥板旋转式黏度计适合全血黏度的测定，准确度高，重复性好，是研究全血凝固过程、黏弹性及红细胞变形性、聚集性等指标的理想仪器。

（二）血液黏度计的结构与功能

半自动和全自动血液黏度计在结构上的差异，主要表现在样品前处理、自动清洗功能的自动化程度、数据处理的能力、标准液校准程序以及分析测试速度不同等方面。全自动仪器配置的样品盘，在 CPU 的控制和步进电机的驱动下，配合标本探针协调动作，自动完成标本的分配任务。标本探针具有吞吐混匀能力，将沉淀的血细胞与血浆混匀，确保全血黏度的准确测定。标本探针每次完成采样任务后，自动移到冲洗站位置进行针管腔内外壁的清洗。半自动仪器没有上述的结构与功能，操作人员在机外人工混匀全血样品，再将待测样品通过采样针吸入仪器进行测定。

1.毛细管式黏度计

仪器基本结构包括长型毛细管、贮液池、恒温控制器、计时器等部件。由于黏度与温度呈负相关，测量时对温度的要求很高，所以测量毛细管和贮液池都安装在恒温控制器中。仪器通过泵将被测样品吸入贮液池中，再通过泵对血样施以已知的切变压力，分成高切、中切和低切，使待测血样流过毛细管，同时由光电检测器测量流过的时间，汁算出实测时间对应被测血样在高、中、低切变率下分别对应的黏度值。仪器结构简单、价格低廉、操作简便、分析速度快，但检测的指标少。

2. 锥板旋转式黏度计

锥板旋转式黏度计由样本传感器系统、转速控制与调节系统、力矩测量系统和恒温系统组成。锥板旋转式黏度计的核心是铝合金锥板，配低惯性调速驱动电机，由控制电路提供不同的驱动电压，测量系统一般为高精度光栅装置，是目前较先进的切变率测量传感器，可以实现全部检测过程的实时测量，描绘的黏度—切变率曲线更加真实可靠，还可以求出测量范围内多点切变率下的血液黏度值。恒温系统多采用半导体恒温元件。

低惯性调速电机带动与支撑轴连接的一定几何学常数的圆锥旋转，在圆锥与锥板之间加入被测液体标本，圆锥旋转时对被测液体施加一个受控应力。在液体中各流层的切变率是一致的，因此对应于确定的转速就能测得确定的切变率。仪器能在确定的切变率下测量各种液体黏度，可以做出血样的黏度随切变率变化的曲线。该方法不仅适用于牛顿流体，更适用于非牛顿流体的测量。

（三）血液黏度计的性能指标与评价

以锥板旋转式黏度计为例，列举仪器的性能指标，为选购和评价仪器提供参考。为保证测量的准确度和正常的工作状态，建议至少每隔半年应对下述指标进行一次检验。

1. 检测指标

检测指标主要有全血高切黏度（$200 \ s^{-1}$）、全血中切黏度（$50 \ s^{-1}$）、全血低切黏度（$1s^{-1}$）；血浆黏度、血沉、压积；红细胞聚集性、红细胞变形指数和刚性指数；血红蛋白及红细胞电泳时间等。

2. 准确度

以国家标准物质中心提供的标准黏度液进行鉴定。评价时，分析在切变率为 $1 \sim 200 \ s^{-1}$ 范围内低黏度液（约 $2 \ mPa \cdot s^{-1}$）和高黏度液（约20

mPa·s^{-1}）的黏度测量值，取 5 次以上测量平均值，要求 RE ≤ 3%。

3. 重复性

取同一血样，比容为 0.40 ~ 0.45，按仪器操作规程测量 11 次，取后 10 次测量值计算 CV 值。在高切变率时，血液表观黏度的 CV<3%，在低切变率时，血液表观黏度的 CV<5%。

4. 分辨率

考查黏度计所能识别的血液表观黏度的最小变化量，一般以红细胞比容的变化来反映仪器的分辨率。取比容在 0.40 ~ 0.45 范围内的正常人全血，以其血浆调节比容的变化。在高切变率（200 s^{-1}）下，仪器应能反映出比容相差 0.02 时的血液表观黏度的变化。在低切变率（5s^{-1}）以下时，仪器应能反映出比容相差 0.01 时的血液表观黏度的变化。上述测量取各测定值 5 次以上的平均值。

5. 灵敏度和量程

检测切变应力的灵敏度和量程是血液黏度计的关键指标。测力传感器应具有 10mPa 灵敏度才能测定 1s^{-1} 的血液黏度，对于一个恒定切变应力的黏度计，这一控制范围应在 100 ~ 1000 mPa。

血液黏度的测定应包括较宽的切变率范围，理想工作范围应包括 1 ~ 200s^{-1} 的切变率。

6. 温控范围

温度的变化会使血液黏度及相关检测指标发生变化，因此测量温度应精确控制在范围之内。

（四）维护保养与常见故障排除

仪器应在额定的电源功率和电压下进行工作。注意防尘、防磁、防潮、防腐蚀。确认主机接地线连接有效、可靠。特别注意仪器放置水平和稳固，否则仪器性能不稳定，读数波动大。

每日维护保养：开机前，检查清洗液是否充足，清洗液池和管路。关机前，清洗液池和管路 8 ~ 10 次，之后轻轻地取出定心罩、切血板，用棉签或柔软的纸巾擦拭切血液池及切血锥板表面，擦拭完毕放回锥板，依次盖上定心罩、防尘罩盖，清空废液桶。使用中性清洗液小心、轻柔清洗，注意不得将清洗液或标本加入锥板轴孔内，以防止其损伤和磨损。不得使用次氯酸钠等消毒液、化学腐蚀剂及酒精清洗仪器部件。

每月做一次仪器水平调整，确保仪器性能良好。每隔半年应对仪器的性能指标进行检验和标定。经常检查蠕动泵和泵管，必要时更换泵管。

当仪器提示"不能吸样或排样"或"清洗无力"时，应打开主机机壳，查看蠕动泵泵管是否老化、破损或漏水，或者检查电磁阀的工作状况。若仪器温度不上升，显示为室温，有可能是加热器损坏，需更换。出现"标本无结果或结果很低"时，一般是由于切血液池内的抽液孔堵塞，废液溢出，造成检测部件污损，失去作用。当全血黏度测定值过高时，可考虑切血池内有血凝块，或定心罩内的轴尖弯曲或损坏。仪器维修后，须进行定标、样本测试、质控工作，确认仪器处于正常的工作状态。及时整理维修数据，做好记录。

（五）血液黏度计的临床应用

血液流变学检测在阐明某些疾病的病因和发病机制上有一定的参考意义。研究表明：根据血液流变学变化可以预测某些疾病发生的可能性；血液流变学参数可作为某些疾病诊断的辅助指标；观察药物治疗前后血液流变学的变化，对于评价药物的疗效、探索新的治疗方法提供了新的途径。

已报道的血液流变学相关的疾病包括以下几种：血管性疾病，如高血压、脑卒中、冠心病（如心绞痛、急性心肌梗死）、周围血管病（如下肢深静脉血栓、脉管炎、眼视网膜血管病等）；代谢性疾病如糖尿病、高脂蛋白血症、高纤维蛋白血症、高球蛋白血症；血液病如原发性和继发性红细胞增多症、原发性和继发性血小板增多症、白血病、多发性骨髓瘤；其他疾病如休克、脏器衰竭、器官移植、慢性肝炎、肺心病、抑郁性精神病等。

二、自动血沉分析仪

红细胞沉降率（erythrocyte sedimentation rate,ESR）简称血沉，是指在规定条件下，离体抗凝全血中红细胞自然下沉的速率。虽然其特异性较差，但与血液流变学中许多指标之间存在着相关性，常作为红细胞聚集、红细胞表面电荷及红细胞电泳的通用指标。自动血沉分析仪是一种专门分析红细胞沉降率及相关指标的自动化仪器。其操作简便，在临床中对许多疾病的动态观察与疗效评价有参考价值。

1921 年，Westergren 等人建立了以血细胞沉降距离报告血沉结果的魏氏法。分析时将抗凝血置于特制的刻度血沉管中，在室温下垂直立于血沉架上，1h 后读取上层血浆的高度，即为红细胞沉降率。魏氏法存在费时、费力、影响因素多、操作过程难以标准化等缺点。临床和实验室标准协会（美国）以魏氏法为基础，分别于 1993 年和 2000 年制订了新的操作规程，对血沉管的规格、抗凝剂的使用和标本的要求等作出了严格的规定，建立了血沉测定的标准方法。20 世纪 80 年代以来应用于临床实验室的血沉分析仪，实现了红细胞沉降的动态结果分析，已在各级医院中广泛使用。

（一）自动血沉分析仪的检测原理

目前所有自动血沉分析仪的基本原理和方法都是以魏氏法为基础，采用红外线探测技术、激光扫描技术或光电比浊技术等进行检测的。

红细胞密度略大于血浆，在离体抗凝血中能克服血浆阻力而下沉。动态的红细胞下沉分为三个阶段。

（1）红细胞缗钱样聚集期，约 10min。

（2）红细胞快速沉降期，聚集逐渐减弱，红细胞以恒定的速度下降，约 40 min。

（3）红细胞堆积期，此时红细胞缓慢下沉，逐步向试管底部聚集，约 10 min。

红细胞聚集后下沉过程中血浆浊度改变，在血沉管的上部留下一段透明的血浆。在红外线障碍探测分析中，仪器利用一对红外发送和接收管（TX-RX）上下移动来测定红细胞和透明血浆的分界面，在一定时间（一般为 60 min.快速分析可缩短至 30 min 及以下）内可测出红细胞的动态沉降变化情况，绘制血浆高度—时间的红细胞沉降曲线（H-T 线），观察红细胞沉降速率。红细胞在自身血浆中的沉降曲线呈 S 形。

20 世纪 90 年代开发的快速自动血沉分析仪，血沉管呈 18°倾斜放置并随转盘转动，促使红细胞加速沉降。采用光电检测技术，以激光为光源，动态检测样本中红细胞聚集和沉降过程，自动记录红细胞沉降值，换算为标准魏氏法结果。

(二)自动血沉分析仪的结构

自动血沉分析仪由光源、血沉管、检测系统、数据处理系统四个部分组成。

(1)光源红外发射二极管或激光光源。

(2)血沉管透明的硬质玻璃管或塑料管。

(3)检测系统一般采用光电二极管进行光电转换,将透过的红外光或激光强度转换为电信号。

(4)数据处理系统由放大电路、数据采集和处理软件、显示和打印系统组成。

(三)自动血沉分析仪的性能特点

(1)自动血沉分析仪的最大特点是能动态地反映红细胞沉降的全过程。一般可以报告 30 min 或 60 min 的血沉结果和 Katz 指数,高端的仪器还可选择报告红细胞沉降曲线、红细胞最大沉降速度终末时间 T_{max}、红细胞最大沉降速度 V_{max} 等有意义的指标。

(2)自动温度补偿功能。可对室温 18~30℃的检测结果根据血沉校正表修正到18℃时的数值,避免室温过高血沉加快、室温过低血沉减慢对测试结果的影响。

(3)标本全过程封闭。避免了标本对操作者和环境的污染,缩短了标本处理和检测时间。

(4)检测范围:$0~140 \ mm \cdot h^{-1}$(魏氏法结果);相对于魏氏法结果的线性相关系数 $r \geqslant 0.98$。

(5)检测重复性:CV<3%。

测定结果应与标准方法(魏氏法)比较,制订参考值区间。

(四)自动血沉分析仪的维护保养

自动血沉分析仪的体积小、结构简单,安装和使用必须严格按照说明书的要求进行操作。为保证仪器性能稳定、延长使用寿命,应注意进行常规的维护保养。

红细胞在单位时间内下沉的速度不仅与血浆蛋白的量和质、血浆中脂类的量和质、红细胞的大小和数量、是否呈缗钱状聚集有关,而且与血沉管的内径、清洁度、放置倾斜度、室温高低等因素有关。因此血沉管的质量控制非常重要，要求管长为（300±1.5）mm，管内径为2.55mm。管内径均匀误差<5%，横轴与竖轴差<0.1 mm，外径为（5.5±0.5）mm，管壁刻度误差为（200±0.35）mm，最小分度值为1mm，误差<0.2mm。

每天开机前，注意检查是否有液体浸入仪器内部，或者不明液体从仪器内部渗出，出现类似情况，操作者应停止使用，查明原因，并清除液体。每次测试完毕，关机断电。用棉签蘸5%次氯酸钠溶液对血沉管孔位周围进行清洁消毒。

仪器最敏感的部件是内部的红外线发射管和接收管，注意保持测试孔的清洁和干燥，不要用水或潮湿的布清洗仪器，因为水或者尘埃进入测试孔中会对仪器造成很大的危害。当设备不使用时，请用防尘罩盖好仪器。任何灰尘都可用普通的吸尘器清除。

长时间不使用该仪器进行标本测试，需每3~5天开机一次，对仪器进行预热、保养。

（五）自动血沉分析仪的临床应用

血沉分析是一种非特异性试验，不能单独作为疾病的诊断指标，但对疾病的鉴别诊断和动态观察具有一定的参考意义。

1. 生理性血沉增快

12岁以下儿童、50岁老人及月经期妇女血沉略增快，此时可能与疾病无关。妇女妊娠3个月以上血沉逐渐加快，直至分娩后3周才恢复正常，这可能与妊娠贫血及纤维蛋白原含量增加、胎盘剥离、产伤等有关。老年人也可因血浆纤维蛋白原含量逐渐增加而血沉增快。

2. 病理性血沉增快

（1）感染性疾病如急性细菌性炎症、变态反应性结缔组织炎症、风湿热活动期、组织严重破坏、恶性肿瘤、高球蛋白和异常球蛋白血症等时血沉增快；慢性炎症如结核病变活动期，血沉明显增快。

（2）急性心肌梗死和肺梗死常于发病2~3天后血沉增快，可持续1~3周不等，而心绞痛血沉正常。

（3）贫血血红蛋白含量低于90g/L时，血沉可轻度增快，并随贫血加重而增快明显，但不呈正比。

（4）高胆固醇血症糖尿病、肾病综合征、黏液性水肿和动脉粥样硬化等或原发性家庭性高胆固醇血症时血沉均可增快。

3. 血沉减慢

意义较小，可因红细胞数量明显增多及纤维蛋白原含量严重减低所致。见于真性红细胞增多症、低纤维蛋白原血症、充血性心力衰竭、红细胞形态异常等。

三、血小板聚集仪

血小板是骨髓巨核细胞成熟后，胞质剥落下来的"碎片"，无核但有酶和生物学活性，具有黏附、聚集、释放、促凝、血块收缩和维持血管内皮完整性等生理功能。活化的血小板黏附在一起，相互作用成团，形成血小板聚集（platelet aggregation,PAg）。聚集功能是血小板最主要的生理功能之一，在生理性止血和病理性血栓形成过程中起着至关重要的作用。因此，血小板聚集试验（platelet aggregation test,PAgT）结果是评价血小板功能的重要指标，对于出血性疾病和早期血栓形成的风险评估、相关疾病的病理机制以及协助临床选择正确的治疗方案等具有重要的指导意义。

（一）血小板聚集仪的基本工作原理

目前临床上常用的血小板聚集仪主要采用比浊法和电阻抗法。

1. 透射比浊法原理

将富血小板血浆（platelet rich plasma,PRP）置于比色管中，加入诱聚剂后，用涂硅的小磁粒进行搅拌，血小板逐渐聚集，血浆浊度降低，透光度增加。当血小板完全聚集后，透光度最大并趋于恒定。以 PRP 的聚集率和透光度为 0，乏血小板血浆（platelet poor plasma,PPP）所测得的聚集率和透光度为 100%，用血小板聚集仪进行自动测定、记录、描绘血小板聚集的动态曲线。测定时将平行的单色光透过待测样品，照射到与光源成180°角的光电转换器后转变为电信号。信号数据处理系统记录并绘制透射光强度随时间变化的曲线，观察血小板聚集的全过程，反映血小板聚集的速度、程度和解聚等方面的参数和信息。

2. 散射比浊法原理

散射法采用检测通道光源与光探测器成90°角，当向 PRP 标本中加入诱聚剂后，血小板发生聚集，PRP样品逐渐变得澄清，同时样品的散射光强度增加。仪器检测并记录信号的变化，描绘散射光强度—时间变化的聚集曲线。

散射比浊法的灵敏度比透射比浊法更高，可以测定2~100个血小板形成的小凝集块，也可以测定100个以上的血小板形成的大凝集块。

3. 电阻抗法原理

电阻抗法血小板聚集仪可用于全血或PRP中血小板聚集功能的检测。在血小板聚集反应体系中加入一对铂电极并通微电流，全血中的血小板在诱聚剂的作用下发生聚集反应，聚集块可覆盖在铂电极表面，引起铂电极微小电流或电阻抗的变化，以观察体外血小板聚集变化。这种变化与血小板聚集程度成正相关，仪器记录插入血液样品中的铂电极间电阻抗变化，信号经放大和计算机数据处理，绘制成血小板聚集曲线。

电阻抗法对样品的要求较低，脂血和溶血等标本因素对测定无影响。全血标本无需离心、血样制备简便迅速、用血量少，比较客观地反映了血小板在体内生理环境下的功能状态。但是电阻抗法对小聚集块的形成不敏感，每次测定完毕需要充分清洗电极，同时连接电极的电线需小心安放，不能弯曲。由于对仪器的维护保养要求较高，电阻抗法很难满足临床的需要，应用受到限制。

(二) 血小板聚集仪的结构与功能

以临床上主要采用的散射比浊法原理为例，说明血小板聚集仪的基本结构和功能。结构中一般包括光学系统、反应系统、检测系统、光电转换和信号放大系统、数据处理系统等五大部分。

1. 光学系统

光源波长一般为660nm。检测血小板分泌、释放等其他功能时，血小板聚集仪的光源波长有660nm和405nm两种，如利用发色底物法检测血小板分泌功能时用405nm测定。

2. 反应系统

反应系统主要包括样品槽、恒温系统和磁力搅拌系统三部分。多通道型仪器的样品槽数量与型号有关。恒温系统的功能是维持样品槽温度恒定在

37℃处，以模拟人体内的生理反应条件。磁力搅拌系统含磁力搅拌器和磁珠，磁力搅拌器位于样品槽的底部，工作时使样品杯中的磁珠运动，保证血小板聚集反应的充分进行。

3. 检测系统

透射比浊型仪器的光源与光电检测装置成180°，散射比浊型仪器的光源与光电检测装置成90°。检测系统对血小板聚集反应过程中的透射光或散射光强度进行连续的检测。

4. 光电转换和信号放大系统

光电转换装置将透射光或散射光强度转换为电信号，微弱的电信号经放大系统放大后，传输至计算机处理系统进行数据处理。

5. 数据处理系统

计算机接受放大后的电信号，在软件系统下进行数据分析和处理，最终得到血小板聚集反应的相关检测结果，将其直接打印或者传至实验室信息系统。

(三) 血小板聚集仪的性能特点

（1）不同诱聚剂可产生不同类型的血小板聚集曲线。常用的诱聚剂有二磷酸腺苷、胶原、凝血酶、肾上腺素、花生四烯酸、瑞斯托霉素等。

（2）检测通道：多通道型仪器一般为二或四通道，通道一致性（CV）≤ 3%，误差（CV）≤ 5%。

（3）样品用量：200 ~ 500μL。

（4）温度控制：一般为 (37 ± 0.2)℃。

（5）标本采集：塑料采血管或硅化的玻璃管。

（6）搅拌速度：1000 ~ 1200 r/min。

(四) 血小板聚集仪的维护保养

仪器的工作条件：仪器工作台面应平稳无振动。仪器应避免阳光直晒，远离强热物体，防止受潮、腐蚀，远离强电磁场干扰。工作环境温度应在10 ~ 30℃，湿度45% ~ 80%。工作电源电压 (220 ± 22) V，频率 (50 ± 1) Hz。应使用稳压电源，不与大功率电器共线并用，确保接地，避免干扰。使用过程中仪器应保持清洁，特别是测试孔内的清洁，使用后一定要擦拭干净。血小板聚集仪每年至少定标1~2次。定标包括光学系统的定标和恒温装置的校准。

(五) 血小板聚集仪的临床应用

血小板聚集功能检测是出血性疾病诊断的常用试验，可对血栓性疾病和出血性疾病的诊断与治疗进行初步评估。同时，血小板聚集功能检测可对抑制血小板聚集药物的临床效果进行初步评估。

1. 血小板聚集功能增高

常见于高凝状态和 (或) 血栓前状态和血栓性疾病，如心肌梗死、心绞痛、糖尿病、脑血管病变、妊娠高血压综合征、静脉血栓形成、肺梗死、口服避孕药、晚期妊娠、高脂血症、抗原—抗体复合物反应、人工心脏和瓣膜移植术等。

2. 血小板聚集功能减低

常见于获得性血小板功能减低，如尿毒症、肝硬化、骨髓增生异常综合征、原发性血小板减少性紫癜、急性白血病、服用抗血小板药物、低 (无) 纤维蛋白原血症等。还见于遗传性血小板功能缺陷，不同的血小板功能缺陷病对各种诱导剂的反应不同，如巨大血小板综合征，二磷酸腺苷、胶原和花生四烯酸诱导的血小板聚集正常，但瑞斯托霉素诱导的血小板不聚集。

第五章　尿液检验仪器

　　尿液检验是通过尿液的理学、化学和显微镜检测，可观察尿液物理性状和化学成分的变化，通过尿沉渣的形态学检测，可观察到红细胞、白细胞、上皮细胞、管型、巨噬细胞、肿瘤细胞、细菌、精子和各种结晶等有形成分。各种自动尿液分析仪的出现和应用，大大提高了尿液检验的自动化水平和检验结果的可靠性，特别是在计算机技术、显微成像和数字成像技术、流式细胞技术以及电阻抗技术等基础上发展并逐步完善的尿沉渣全自动分析仪，可对尿中有形成分进行全自动化检验，极大地提高了该项目的检查速度和准确度。

第一节　尿液分析仪

　　尿液检测是最古老的医学检验项目之一。尿液分析仪（urine analyzer）是临床上检测尿酸碱度（pH 值）、尿亚硝酸盐、尿蛋白、尿糖等化学成分含量的常规仪器。公元前 400 年，古希腊学者 Hippocrates 注意到发热时尿液颜色和气味会发生变化。18 世纪至 19 世纪，人们开始在显微镜下对尿液进行检查，并发明了各种化学方法进行尿糖、尿蛋白和尿胆红素等的分析。1956 年美国 Ames 和 Lilly 公司几乎同时创建了尿糖试剂带。20 世纪 70 年代，第一台尿液化学分析仪问世，成为现代尿液分析的标志。20 世纪 80 年代后，半自动、全自动尿液干化学分析仪开始逐渐应用于临床，并在迅猛发展的相关科技的推动下，其性能和自动化程度得到了长足的进步。

　　我国从 1985 年引进日本技术和生产线，并于 1990 年代实现尿液分析仪的国产化。目前，我国已能生产技术先进、功能齐备的尿液分析仪。

一、尿液分析仪的分类

(一) 按工作方式分类

尿液分析仪按工作方式分为湿式尿液分析仪和干式尿液分析仪。因后者采用试剂带测定尿中化学成分，故又称为尿液干化学分析仪。该类设备具有结构简单、使用方便、测定迅速、易实现自动化等优点，目前临床上普遍采用。

(二) 按检测项目分类

按检测项目可分为 8 项、9 项、10 项、11 项、12 项和 13 项尿液分析仪。8 项尿液分析仪测试项目包括尿蛋白、尿糖、尿 pH 值、尿酮体、尿胆红素、尿胆原、尿隐血和尿亚硝酸盐。其余各型仪器在 8 项的基础上分别逐步增加了尿白细胞、尿比重、尿维生素 C、尿浊度或尿微量蛋白、尿肌酐的测定。

(三) 按自动化程度分类

按自动化程度可分为半自动尿液分析仪和全自动尿液分析仪。半自动尿液分析仪需手工进样和清洗，而全自动尿液分析仪从加样、结果输出到最后的清洗全部由仪器自动完成，同时实现了校对的标准化、实时质量控制以及随时插放急诊样品等功能，完全实现了尿液分析的自动化。

二、尿液分析仪的工作原理

尿液分析仪的基本工作原理是将试剂带浸入尿液后，试剂带上的试剂块与尿液相应化学成分发生反应，产生颜色变化，通过仪器检测来反映尿液中各成分的含量。

(一) 尿液分析仪的试剂带

1. 试剂带的组成、结构及作用

多联试剂带是尿液分析中各成分反应和测量的载体。其采用多层膜结构，将多个检查项目的试剂块集成在一个试剂带上，浸入一次尿液可同时检测多个项目。试剂带第一层为尼龙膜，起保护作用，防止大分子物质对反应的污染，并保证试剂带的完整性；第二层为绒制层，包括碘酸盐层和试剂层，碘酸盐层作为氧化剂可破坏还原性物质如维生素 C 等，消除干扰；试剂层含有特定试剂成分，主要与尿液中所测物质发生化学反应，产生颜色变化；第三层是吸水层，可使尿液均匀快速地浸入，并能抑制尿液流到相邻反应区，避免交叉污染；最后一层选取尿液不浸润的塑料片做为支持体。另外，多联试剂带还有一个空白块，又称补偿块，以消除尿液本底颜色所产生的测试误差。有的多联试剂带还有位置参考块。每次测定前，检测头都会移到位置参考块进行自检，以消除试剂块位置偏差带来的测试误差。多联试剂带结构如图 5-1 所示。

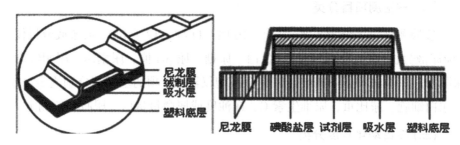

图 5-1　多联试剂带结构图

2. 试剂带的反应原理

不同厂家生产的试剂带，其检测试剂块和空白块的排列顺序、试剂带的反应原理等不尽相同，因此试剂带必须与尿液分析仪配套使用。

常用试剂带各成分的反应原理见表 5-1

表 5-1　常用试剂带各成分的反应原理

测试项目	试剂带的反应原理
酸碱度（pH）	采用 pH 指示剂原理，常用双指示剂系统，变色范围为 pH4.5-9.0，颜色由橘黄色、绿色变为蓝色。
尿蛋白（PRO）	采用 pH 指示剂蛋白质误差原理，在一定的条件下，蛋白质离子与带相反电荷的指示剂离子结合，引起指示剂的颜色变化，其颜色深浅与尿蛋白含量成正比。
尿糖（GLU）	常采用葡萄糖氧化酶 - 过氧化物酶法，葡萄糖被葡萄糖氧化酶强氧化释放出过氧化氢，进而使色原物质显色，其颜色深浅与葡萄糖含量成正比。
尿酮体（KET）	采用亚硝基铁氰化钠法，在碱性条件下，尿中彤体育亚硝基铁氰化钠反应生成紫红色化合物，其颜色深浅与尿酮体含量有关。

测试项目	试剂带的反应原理
尿隐血（BLI）	采用血红蛋白类氧化物酶催化反应原理，血红蛋白具有类似过氧化物酶的作用，能催化过氧化氢与色原物质反应并显色，其颜色深浅与血红蛋白含量有关。
尿胆红素（BIL）	采用重氮反应原理，在强酸性介质中，尿胆红素与重氮盐发生偶联反应，生成紫红色产物，其颜色深浅与尿中胆红素含量有关。
尿胆原（URO）	采用 Ehrlich 醛反应法，尿胆原与对二甲氨基苯甲醛在酸性条件下反应生成樱红色缩合物，其颜色深浅与尿胆原含量有关。
尿亚硝酸盐（NIT）	采用重氮 – 偶联反应原理，在酸性条件下，亚硝酸盐与芳香胺反应形成重氮盐，再与 σ 萘胺反应生成红色偶氮化合物，其颜色深浅与尿中亚硝酸盐含量有关。
尿白细胞（LEU）	采用酯类法，中性粒细胞的酯酶能水解吲哚酚和有机酸，吲哚酚再引发后续的显色反应，其颜色深浅与粒细胞数量有关。
尿比重（SG）	基于某种预处理过的多聚电解质的解离常数的负对数（pK_a）与尿中离子浓度按一定比例发生变化的原理进行。当尿比重高或低时，多聚电解质释放出氢离子增加或减少，发生类似酸碱指示剂的反应，通过颜色的不同判断尿比重。
尿维生素 C（VaC）	磷钼酸缓冲液或甲基绿与尿中维生素 C 反应，形成钼蓝，颜色深浅与尿中维生素 C 含量有关。

（二）尿液分析仪的检测原理

试剂带浸入尿液后，各检测试剂块与尿液相应成分发生特异反应而产生颜色变化。颜色深浅通过试剂块中有色物质对光的吸收程度或反射率表现出来，与尿液中各种成分的浓度成比例关系。某成分的浓度越高，相应试剂块颜色越深，对某一波长光的吸收程度越大，反射率越小，反之，反射率越大。因此，只要测得试剂块对某一波长光的反射率，即可求出尿液中各成分的浓度。

尿液分析仪一般由微电脑控制，采用球面积分仪接收双波长反射光的方式测定试剂带上的颜色变化，进行半定量分析。双波长中一种为测定波长，是被测试剂块的敏感特征波长，通常亚硝酸盐、酮体、尿胆原和胆红素选用 550 nm 作为测定波长，尿 pH 值、蛋白质、葡萄糖、隐血和维生素 C

的测定波长为620nm。另一种为参比波长，用以消除背景光和其他杂散光的影响。各种试剂块的参考波长一般选用720nm。

试剂块颜色的深浅除了与被测成分的种类和浓度有关外，还与尿液本底颜色有关。而空白块的颜色与被测成分无关，只反映尿液的本底颜色，可消除尿液颜色对结果的影响。

试剂块对光的反射率由 $R=\dfrac{R_{测试块}}{R_{空白}}=\dfrac{T_m C_n}{T_n C_m}\times100\%$ 式计算。式中：R 为反射率；$R_{试剂块}$ 为试剂块的反射率；$R_{空白}$ 为空白块的反射率；T_m 为试剂块对测定波长光的反射强度；T_s 为试剂块对参考波长光的反射强度；C_m 为空白块对测定波长光的反射强度；C_s 为空白块对参考波长光的反射强度。

三、尿液分析仪的结构与功能

尿液分析仪一般由机械系统、光学系统和电路系统三部分组成。其结构如图5-2所示。

(一) 机械系统

机械系统的主要功能是将待检的试剂带传送到测试区，测试完成后将试剂带排送到废物盒，包括传送装置、采样装置、加样装置和测量装置等。

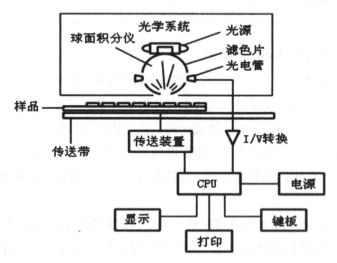

图5-2　尿液分析仪结构示意图

(二) 光学系统

光学系统包括光源、单色器和光电转换器三部分。光线照射到试剂块反应区表面产生反射光，反射光的强度与各个项目的反应颜色成反比。不同强度的反射光再经光电转换器转换为电信号进行处理。

光学系统是尿液分析仪的核心部件，决定仪器的性能和档次。第一代分光系统为滤光片分光系统，采用光源灯 (卤钨灯) 发出的混合光通过球面积分仪的通光筒照射到试剂带上，试剂带把光反射到球面积分仪上，透过滤光片，得到特定波长的单色光，再照射到光电二极管上，实现光电转换。

第二代分光系统为发光二极管 (light emitting diode, LED) 系统，采用可发射特定波长的发光二极管作为检测光源，检测头上有 3 个不同波长 (红、绿、蓝单色光或红、黄、绿单色光) 的 LED，它们与检测面成 45° 角照射到试剂块上，垂直安装在试剂块上方的光电转换器在检测光照射的同时接受反射光。因光路近，无信号衰减，即使光强度较小的 LED 也能得到较强的光信号。

第三代分光系统采用电荷耦合器件 (charge coupling device, CCD) 技术进行光电转换，通常采用高压氙灯为光源，当光照射到 CCD 硅片上时，反射光被分解为红、绿、蓝三原色，又将三原色分为 7776 种色素，可精确分辨试剂块颜色由浅到深的微小变化。CCD 器件的光谱响应范围从可见光到近红外光，具有良好的光电转换特性，光电转换效率达 99.7%。

(三) 电路系统

电路系统可将光电检测器的信号进行放大和运算处理。光电检测器接受试剂块的反射光并转换成电信号，经前置放大器将微弱的电信号放大后，由电压/频率转换器进行模数转化，送往 CPU 单元进行信号运算、处理，最后将结果输出到屏幕，或由仪器的内置热敏打印机将测试结果打印出来。其中 CPU 不但负责检测数据的处理，而且控制了整个机械、光学系统的运作，并通过软件实现了多种功能。

三、尿液分析仪的使用、维护保养与常见故障排除

(一) 尿液分析仪的使用

1. 安装

安装前按照说明书的要求对仪器的运行环境和使用规范进行全面了解。全自动尿液分析仪应由厂家技术人员严格按照要求安装。为保证仪器的良好运行和检验结果的准确，仪器应安装在清洁、通风、干燥的稳固水平台面上，远离电磁、热源干扰，避免阳光直射，室内温度控制在 10～30℃，最大相对湿度不超过80%，仪器要配备稳压电源，并可靠接地。

2. 调校

首次启用或每次大修之后，必须对仪器性能进行测试、评价与调校，以保证检验结果准确可靠。

(1) 校正对尿液分析仪进行校正，以确保仪器安装条件符合要求、工作状态最佳。用标准校正试剂带对仪器的光路、运行状态进行校正，观察其是否在规定的范围内。只有通过校正的尿液分析仪才能用于检测。

(2) 仪器及试剂带的准确度评价尿液分析仪是一种半定量仪器，要按照仪器规定的测试范围配制高、中、低不同浓度的标准液，严格按照说明书操作，每份标准液重复测量 3 次，检验测试结果与标准液浓度相符合的程度。

(3) 仪器及试剂带的精密度评价取正常、异常尿液标本各一份和人工尿质控液 (高、低浓度各一份)，在相同条件下连续测量 20 次，检验每份标本每次测定结果的一致程度，以及是否在允许的误差范围内 (最多与靶值相差一个定性等级)。

(4) 敏感性和特异性评价以传统湿化学方法为基准，与尿液分析仪测定作对比，评价尿液分析仪的敏感性和特异性。对比时须注意两种方法测试原理的不同产生的实验误差也不同，如磺基水杨酸法对蛋白质测定时，可测定清蛋白及球蛋白两种，而干化学法只能检测清蛋白。再如干化学法只测定葡萄糖，而湿化学法测定的是还原糖 (包括葡萄糖、乳糖、半乳糖、果糖等)。

(5) 建立该仪器健康人检测参数的参考值范围了解仪器、试剂带对每项测试指标的测试范围，结合调查，建立符合本实验室尿液分析仪的健康人检测参数的参考值范围。

3. 使用注意事项

严格按照说明书操作是最基本的原则。一般需注意以下几点。

(1) 保持实验室环境卫生与仪器的清洁；实验室、标本和试剂带的温度均控制在室温（20~25℃），才能维持良好的运行。无打印纸时不得开机空打，否则容易损坏。

(2) 保证使用清洁、防漏、防渗、一次性使用的惰性材料制成的取样杯，防止污染或尿液成分与取样杯发生反应。使用新鲜的混匀尿液，标本留取后，一般要求在 2h 内完成检查。

(3) 不同类型的尿液分析仪使用不同的试剂带；试剂带从冷藏温度变成室温时，不要打开盛装试剂带的瓶盖，每次取用后应立即盖上瓶盖，防止试剂带受潮变质。最好根据每天的用量，分装冷藏备用。

(4) 每天坚持用校正试剂带进行校正测定，结果符合要求，再检测送检标本。

(5) 试剂带浸入尿样的时间为 2s 左右，过多的尿液标本用滤纸吸去，所有试剂块、空白块还有位置参考块都应全部浸入尿液中。

(6) 在观察检测结果时，由于各类尿液分析仪设定的阳性等级差异较大，不能单独以符号代码结果来解释，要结合半定量值和镜检结果综合分析，以免因定性结果的报告不够妥当给临床解释带来混乱。

(7) 尿液干化学分析有一定的局限性，如蛋白质测定只能检测清蛋白，对球蛋白、血红蛋白和黏蛋白等不够灵敏，故"阴性"不能排除这些蛋白质的存在。另外，影响结果的干扰因素也较多，高浓度维生素 C 对葡萄糖检测和红细胞检查会造成假阴性结果，细菌污染会导致亚硝酸盐检测呈假阳性。因此，尿液干化学分析要结合临床资料综合分析，才能体现其诊断价值。

(二) 尿液分析仪的维护保养

尿液分析仪是一种电子精密仪器，只有在日常工作中严格按照操作规程使用、细心维护保养，才能延长仪器的使用寿命，保证测试结果的准确性。

(1) 建立仪器使用管理规章和使用登记。每台仪器均应建立操作规程。仪器要有专人负责，建立仪器使用登记本，对每天仪器的运行情况、出现的问题以及维护、维修情况作详细记录。

（2）按照仪器说明书规定制订日、周和月保养程序。按照规定对仪器进行全面检查和保养。

（3）测试时，不要将分析仪放置在阳光直射的地方，以免影响测试精度。必须保持载物台清洁，载物台前端移出部位不要放置物品。测试过程中残留尿液及时用吸水纸擦拭，以免交叉污染，影响测试结果。试剂带应随取随盖。还应避免在环境温度过高或过低的情况下工作。

（三）尿液分析仪的常见故障排除

尿液分析仪性能比较稳定，在规范操作的前提下，一般不易发生故障。尿液分析仪出现故障的原因有以下几类。

（1）人为因素多为操作人员对操作程序不熟悉或操作不当引起。易造成仪器工作异常甚至损坏。

（2）质量缺陷多由仪器元器件质量、设计、装配不佳等造成。选用高品质的仪器是保证检验过程顺畅和检验结果准确性的基本前提。

（3）器件老化由于仪器长期使用，元器件老化、性能降低所致。如光电转换器、显示器的老化，机械传送系统的逐渐磨损等，属于必然性故障。

（4）外部因素由于仪器的安装、使用环境不符合要求所造成。如没有配备稳压电源而电压发生突然变化、有强光直射、室内潮湿、靠近热源或附近有强的电磁场干扰等。

出现故障时，不同型号的尿液分析仪会给出不同的错误码和出错信息提示，操作和维护人员应认真查阅仪器使用说明书，逐项排查，一般故障按提示即可解决，故障严重时应及时联系厂家维修。尿液分析仪常见故障及相应处理方法见表5-2。

表5-2　尿液分析仪常见故障及相应处理方法

故障现象	故障原因	处理方法
打开电源后仪器不启动	①电源接口松动 ②保险丝断裂	①插紧电源 ②更换保险丝

续 表

故障现象	故障原因	处理方法
光亮值异常（或强或弱）或光强度不稳定	①灯泡安装不当 ②灯泡质量差或老化 ③积分球老化 ④电压异常 ⑤光敏检测孔有赃物	①正确安装灯泡 ②更换灯泡 ③更换积分球或清洗球玻面 ④检查电源电压 ⑤清洁光敏检测孔
仪器停止状态	①使用非本仪器试剂带 ②试剂带颜色太深 ③试剂带架弄脏 ④光敏监测孔有赃物 ⑤光学系统碰试剂带加 ⑥光敏三极管损坏	①更换配套试剂带 ②更换标本重做 ③清洗试剂架 ④清洁光敏检测孔 ⑤检查检测头位置 ⑥更换光敏三极管
仪器不测试或运行中终止	①驱带头或齿轮松动 ②驱动头受阻 ③驱动马达老化 ④驱动齿轮滑轮缺油 ⑤传送带老化 ⑥试剂带位置不正确 ⑦试剂带弯曲或折叠等	①紧固驱动头或齿轮螺丝 ②调整螺丝位置 ③更换驱动马达 ④清洗后加油 ⑤更换传送带 ⑥正确放置试剂带 ⑦更换试剂带
检测结果不准确	①试剂带变质 ②试剂带与仪器不配套 ③定标试剂带受污染 ④试剂带上有多余尿液 ⑤尿液标本被污染	①更换合格试剂带 ②更换配套试剂带 ③更换定标试剂带重新定标 ④吸取多余尿液重新定标 ⑤重新采集合格标本
打印机不工作	①热敏打印纸位置不对 ②打印机未连接或开启 ③打印机设置错误 ④其他原因	①重新放置热敏打印纸 ②连接或开启打印机 ③重新设置打印机 ④专业人员维修
打印机无显示或只有部分数据	①热敏打印纸装反 ②热敏打印头受损	①重新安装打印纸 ②更换热敏打印头
校正失败	①校正试剂带被污染 ②校正试剂带弯曲或倒置 ③校正试剂带位置不当 ④光源异常	①更换校正试剂带，重新校正 ②更换或重新放置校正试剂带 ③重新放置校正试剂带 ④请专业人员维修

第二节　尿沉渣分析仪

尿沉渣（urine sediments）即尿液中的有形成分。传统的尿有形成分检查是在光学显微镜下对尿液离心沉淀后对其进行人工检查，误差大、重复性差。1988 年，美国研制生产出世界上第一台高速摄影机式的尿沉渣自动分析仪，开辟了尿沉渣分析的新时代。1995 年，日本将流式细胞术和电阻抗技术结合起来，研制生产出全自动尿沉渣分析仪，其检测快速、操作方便，能同时给出尿沉渣有形成分的定量结果以及红细胞、白细胞的散射光分布直方图，为临床人员对疾病的诊断、治疗和科研工作提供了极大帮助。1998 年，美国研制出一种尿沉渣显微镜检查的自动进样装置，随后，又推出尿沉渣定量分析工作站，它和尿液干化学分析仪组合成一个完整的尿液分析系统，并于 1999 年引入我国。

2000 年前后，我国在原有真彩色显微图像分析系统的基础上，采用传统的尿沉渣手工染色镜检的原理，开发、生产出了自动染色尿沉渣分析仪，实现了尿沉渣检验过程中自动吸样、自动染色和准确定量等功能，配合计算机图像处理功能，结合干化学分析仪数据，得出全面、客观、准确的尿沉渣分析结果，并可打印输出彩色尿常规图文报告单。

尿沉渣分析仪主要有两大类：一类是将流式细胞术和电阻抗检测技术相结合的全自动尿沉渣分析仪，即流式细胞术全自动尿沉渣分析仪；另一类是影像式尿沉渣分析仪，通过尿沉渣直接镜检再进行影像分析，得出相应的技术资料和实验结果。

一、流式细胞术全自动尿沉渣分析仪

（一）工作原理

流式细胞术全自动尿沉渣分析仪采用流式细胞术和电阻抗的原理对尿沉渣进行分析。

尿液标本被稀释并染色后，从样品喷嘴进入鞘液流动室，在液压系统的作用下被无粒子颗粒的鞘液包围，使每个细胞、管型等有形成分以单个纵列的形式通过流动池的中心（竖直）轴线，在这里各种有形成分被氩激光照射，并接受电阻抗检查，得到荧光强度（fluorescent light intensity,FI）、前向散射光强度（forward scattered light intensity,FSC）和电阻抗信号三类数据。仪器将这种荧光、散射光等光信号转变成电信号，结合电阻抗信号进行综合分析，最后得到每个尿液标本有形成分的直方图和散射图。通过分析这些图形，即可区分每个细胞并得出有关细胞的形态。

（二）仪器结构

仪器包括光学系统、液压系统、电阻抗检测系统和电子分析系统。其结构见图5-3。

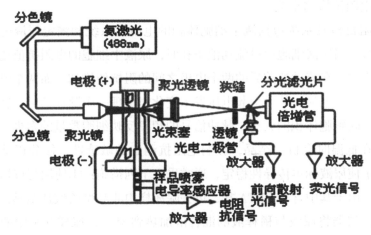

图5-3　流式细胞术全自动尿沉渣分析仪结构示意图

1. 光学系统

光学系统由氩激光（波长488nm）光源、激光反射系统、流动池、前向光采集器和检测器组成。

氩激光作为光源被双色反射镜反射，然后被聚光器收集形成射束点而聚集于流动池的中央。染色后的细胞经过流动池，被氩激光光束照射，产生前向散射光和前向荧光的光信号。散射光信号被光电二极管转变成电信号后输送给微处理器，荧光通过滤光片得到一定波长的荧光，经光电倍增管放大并转换成电信号，然后输送到微处理器。

光的反射和散射主要取决于细胞表面。从染色尿液细胞发出的荧光主要反映细胞的特性，如细胞膜、核膜、线粒体和核酸，前向散射光强度成比例地反映细胞的大小，电阻抗信号的大小主要与细胞的体积成正比。

2. 液压（鞘液流动）系统

反应池染色标本随着真空系统进入鞘液流动池。为了使尿液细胞等有形成分不凝固成团，而是呈单个纵向排列通过加压的鞘液输送到流动池，使染色的样品通过流动池的中央，鞘液是一股涡流液，由鞘液管从四周流向喷孔，包围在尿液样品外周，这两种液体不相混合，从而保证了尿液细胞永远在鞘液中心通过。鞘液流动机制提高了细胞计数的准确性和重复性，防止错误的脉冲，减少流动池被尿液标本污染的可能，降低了仪器的记忆效应。

3. 电阻抗检测系统

电阻抗检测系统包括测定细胞体积的电阻抗系统和测定尿液电导率的传导系统。当尿液细胞通过流动池小孔时，尿液中细胞的电阻抗值比稀释溶液的大得多，在流动池前后的两个电极之间的阻抗便增加，而两个电极间始终维持恒定的电流，从而引起电压发生变化，出现一个脉冲信号。脉冲信号的大小反映细胞体积的大小，脉冲信号的频率反映细胞数量的多少。部分尿液标本在低温时会析出结晶，影响电阻抗测定的敏感性，使分析结果不准确。为了使尿液标本传导性稳定，通常采取下列措施：①使用与仪器配套的稀释液，由于其中含有 EDTA 盐，可去除尿样中非晶型磷酸盐结晶；②染色过程中，仪器将尿液与稀释液的混合液加热到35℃，尿样标本中的尿酸盐结晶就会溶解，即可消除尿中结晶产生的干扰。

尿液电导率的测定采用电极法。尿样进入流动池之前，在样品两侧各个电导率感应器接收尿样中电导率信号，并将其放大后送到微处理器，稀释样本的传导性测定在它被吸入流动池之前进行。这种传导性与临床使用的尿渗量密切相关。

4. 电子分析系统

从标本细胞中获得的前向散射光较强，光电二极管直接将光信号转变成电信号。微弱的前向荧光经光电倍增管放大后转变成电信号，电阻抗信号和传导性信号被感受器接收后直接放大处理。微处理器分析汇总所有信号得出每种细胞的直方图和散射图，并计算得出单位体积（μL）尿样中各种细胞的数量和形态。

(三) 尿沉渣细胞的识别分析

仪器通过对前向散射光波形 (散射光强度和散射光脉冲宽度)、前向荧光波形 (荧光波长和荧光脉冲宽度) 和电阻抗值大小的综合分析，得出细胞的形态、细胞横截面积、染色片段的长度、细胞容积等相关信息，并绘出直方图和散射图。仪器通过分析每个细胞信号波形的特征来对其进行分类。

前向散射光信号主要反映细胞体积的大小。前向散射光强度反映细胞横截面积，前向散射光脉冲宽度反映细胞的长度。

荧光信号主要反映细胞染色质的长度。前向荧光强度主要反映细胞染色质的强度，前向荧光脉冲宽度反映细胞染色质的长度。

(四) 检测项目和参数

1. 红细胞 (RBC)

尿液中红细胞的直径约为 $8.0\mu m$，无细胞核和线粒体，所以荧光强度很弱。由于尿液中红细胞来源不同，大小不均，部分溶解成碎片，所以前向散射光强度差异较大。通常情况下，荧光强度极低和前向散射光强度大小不等都可能是红细胞。

红细胞的检测参数有：①单位体积 (μL) 尿液中的红细胞数；②每高倍视野的平均红细胞数；③均一性红细胞的百分比；④非均一性红细胞的百分比；⑤非溶血性红细胞的数量和百分比；⑥平均红细胞前向荧光强度；⑦平均红细胞前向散射光强度；⑧红细胞荧光强度分布宽度。

2. 白细胞 (WBC)

尿液中白细胞的分布直径大约为 $10.0\mu m$，比红细胞稍大，前向散射光强度也比红细胞稍大一些。白细胞有细胞核，因此，它有高强度的前向荧光，能将白细胞与红细胞区别开来。当白细胞存活时，会呈现前向散射光强和前向荧光弱，当白细胞受损害或死亡时，会呈现前向散射光弱和前向荧光强的变化。

白细胞的检测参数有：①单位体积 (μL) 尿液中的白细胞数；②每高倍视野的平均白细胞数；③平均白细胞前向散射光强度。

3. 上皮细胞（EC）

上皮细胞是由泌尿生殖道上皮脱落而来，种类较多、大小不等、形状各异。上皮细胞体积大，散射光强，荧光强度也比较强。小圆上皮细胞包括肾小管上皮细胞、中层和底层移行上皮细胞，这些细胞散射光、荧光及电阻抗信号的变化较大，仪器一般不能完全区分其类型。当仪器标出这类细胞的细胞数到达一定浓度时，还需通过离心染色镜检才能得出准确的结果。

上皮细胞的检测参数有：①单位体积（μL）尿液中上皮细胞的数量；②单位体积（μL）尿液中小圆上皮细胞数。

4. 管型（CAST）

管型种类较多，且形态各不相同，常呈直或微弯的圆柱状，长短不一、宽窄不同，两边平行、两端或一端圆钝。仪器不能完全区分开这些管型的类型，只能检测出透明管型和标出有病理管型的存在。透明管型有极高的前向散射光脉冲宽度和微弱的荧光脉冲宽度。病理性管型（包括细胞管型）有极高的前向散射光脉冲宽度和荧光脉冲宽度。当仪器标明有病理性管型时，只有通过离心镜检，才能确认是哪一类管型，从而有助于疾病的诊断。

5. 细菌（BACT）

由于细菌体积小并含有 DNA 和 RNA，所以前向散射光强度要比红、白细胞弱，但荧光强度比红细胞强、比白细胞弱。

6. 其他检测

除检测上述项目外，流式细胞术全自动尿沉渣分析仪还能标记出酵母细胞（YLC）、精子细胞（SPERM）、结晶（X-TAL），并能够给出定量值。在低浓度时，精子细胞与酵母细胞区分有一定的难度。在高浓度时，部分酵母细胞对红细胞计数有交叉作用。当尿酸盐浓度增高时，部分结晶会对红细胞计数产生影响。因此，当仪器对酵母细胞、精子细胞和结晶有标记时，应该离心后进行镜检，才能真正区分。

（五）仪器的安装、调校、使用与维护保养

1. 安装

全自动尿沉渣分析仪属于精密型电子仪器，一般应由厂商工程技术人员进行安装。仪器应安装于通风好、干燥、无阳光直射、远离电磁干扰源和

热源的稳固水平台面上。仪器两侧至少应有 0.5m，背面至少应有 0.2m 的空间，便于散热。室内最好有空调，室内温度控制在 10～30℃，最适温度为 25℃，最大相对湿度不超过 80%。

2. 调校

仪器首次使用前、大修或更换主要零部件后、质控结果出现系统误差时必须对仪器性能进行调试，以确保检测结果的准确性。

3. 使用

严格按说明书进行操作。开机前认真检查试剂是否充足，管路、取样器、废液装置、电源线连接、接地是否正常等。开机后仪器进入自检、自动冲洗、检查本底、质量控制等程序，合格之后方可进行样品检测。

出现下列情况时，禁止上机检测：①比较严重的血尿、脓尿，单位体积（ul）尿液标本血细胞数大于 2000 个时，会影响下一个尿样的检测结果；②尿液标本加入了有颜色的防腐剂或荧光素，可降低分析结果的可信度；③尿液标本中有较大颗粒的污染物，可导致仪器管路堵塞。

4. 维护保养

全自动尿沉渣分析仪在使用中必须精心保养，才能延长仪器的使用寿命，确保分析结果的可靠性。仪器要实现专人专管，建立仪器使用工作日志，详细记录仪器的运行状态、异常情况、解决方法和维修情况等，并按照相关规定严格进行日保养、月保养和年保养。

二、影像式尿沉渣分析仪

影像式尿沉渣分析仪是以影像系统配合计算机技术的尿沉渣自动分析仪。工作原理与人工显微镜镜检原理基本相似，都是直接观察红细胞、白细胞、上皮细胞、管型、细菌和结晶等有形成分的形态。数码摄影系统对标本摄像后，由计算机对图像进行分析，得到有形成分的大小、质地、对比度和形状特征，然后运用形态识别软件自动识别和分类尿液有形成分。根据检测技术和影像的拍摄方式，影像式尿沉渣分析仪可分为流动式尿沉渣分析仪和静止式尿沉渣分析仪。

(一) 流动式尿沉渣分析仪

流动式尿沉渣分析仪主要由检测系统和计算机操作控制系统组成，能检测的尿沉渣有形成分包括红细胞、白细胞、上皮细胞、管型、细菌、酵母菌和结晶等。

1. 检测原理

采用流动式显微镜系统，尿液标本采用层流平板式流式细胞术，标本在上、下两层鞘液的包裹下进入系统中。仪器的流体力学系统由特别制作的薄层板构成，蠕动泵带动鞘液进入薄层板构成的流动池，双层鞘液流包裹在尿液标本外周，而尿液会以单层细胞颗粒的厚度进入薄层板，被高速拍摄照片后进入废液容器。

2. 工作系统

一般由四个模块构成。一是流动式显微成像模块（采用鞘流技术，应用全自动智能显微镜摄像镜头（CCD）高速拍摄流动过程中有形成分的照片）；二是计算机分析处理模块（用于对图像结果的分析、处理、显示、存储和管理，包括电脑主机、显示器、键盘和鼠标）；三是自动进样模块（配备有自动进样装置，在样本架上可同时容纳多个专用试管架）；四是干化学系统模块（根据用户要求，可以接受其他类型的干化学分析系统结果等）。

3. 有形成分的识别与报告

尿液标本在鞘流液包裹下进入流动池，通过固定在薄层鞘流板一侧的显微镜物镜头，当每个显微镜视野被每秒24次的高速频闪光源照亮后，所经过的有形成分会瞬间被拍摄下来。在显示器上看到的每个有形成分都是独立的，被分割在一个特定大小的格子内。仪器内部预先存储了12种常见的有形成分的大量图像资料，建立了标准模板数据库。根据被拍摄到的粒子的大小、外形、对比度、纹理特征，与数据库中的标准板进行对比来初步鉴定其类型。尿有形成分结果用定量方式报告，因此可以用每微升含有量的方式表示，也可以换算成传统的每高倍/低倍视野表达方式报告。

（二）静止式尿沉渣分析仪

1. 检测原理

与人工显微镜检测原理相似。将尿液标本注入专用计数板上，经一定时间静止沉淀后，由数码照相机对计数板不同部位拍摄多个图片，经计算机处理识别红细胞、白细胞、上皮细胞、管型、酵母菌、细菌和结晶等。

2. 工作系统

工作系统主要由显微镜系统（内置数码照相机）、加样器和冲洗系统、图像显示处理系统等构成。

（1）显微镜系统由传统光学显微镜与数码摄像头连接一体组成。系统可选配相位差显微镜，用以提高对异常有形成分的辨别分析能力。其中另一个重要部件是固定在显微镜台上的流动计数池，由经过高温、高压处理的光洁、清晰的单块光学玻璃和合金铝质底座构成，其尺寸与标准显微镜载玻片相同。

（2）加样器和冲洗系统可完成试管中标本的混匀、吸出、输送到显微镜上的计数池中；选择使用染色液；冲洗管道和计数池；排除计数后的样本送到废液容器；选择对标本进行稀释等功能。

（3）图像显示处理系统采集显微镜系统拍摄的多个照片传送至计算机中进行处理和存储。

三、尿沉渣分析工作站

近年来国内外研制生产的尿沉渣分析工作站是尿液干化学分析和尿沉渣自动分析联合对尿液进行分析的工作平台。其结构包括标本处理系统、双通道光学计数池、显微摄像系统、计算机及打印输出系统、尿液干化学分析仪（尿液分析仪）等。

（一）工作原理

先经尿液分析仪对尿样进行干化学分析，分析的结果传送并存储到计算机中；再对离心后的尿沉渣进行显微镜检查，显微镜摄取的图像传送到计算机中，在显示屏上显现出来。只要识别出尿沉渣成分，输入相应的数目，仪器自动换算出标准单位下的结果，结合前面的干化学分析数据，打印输出分析报告。

（二）系统结构

1. 标本处理系统

内置定量染色装置，按计算机指令自动提取样本，完成定量、染色、混匀、冲池、稀释、清洗等主要工作任务。

2. 双通道光学计数池

由高性能光学玻璃经特殊工艺制造，类似于血细胞计数板。池内腔高度为0.1mm，池底部刻有4个标准计数格，便于对有形成分计数。

3. 显微摄像系统

采用标准配置，即在光学显微镜上配备专业摄像装置，将采集到的沉渣形态图像的光学信号转换为电子信号输送到计算机，复原图像并进行处理。有的仪器采用流动式显微镜系统，结合层流平板式流式细胞术，对单层细胞颗粒进行成像。

4. 计算机及打印输出系统

系统软件对主机及显微摄像系统进行综合控制，并编辑、输出检测报告等信息。

5. 尿液干化学分析仪

尿沉渣分析工作站的计算机主机内置有与尿液干化学分析仪连接的接口卡，接收处理相关信息。

(三) 仪器特点

①定量准确，结果具有极高的重复性；②自动化程度高，采集、进样、染色、稀释和排液、数据采集等全部自动化，可克服不染色尿沉渣镜检误认、漏检的缺点，提高检出率；③高效快捷，能耗低，交替使用的双通道计数池省却了清洗被污染计数池所占用的时间；④安全洁净，全过程液体均在封闭管路中运行，不污染操作人员；⑤智能控制功能强大，提供友好界面和操作信息，实现人机对话；⑥选择待测样品、自动清洗、稀释、强制清洗、自动关闭电源等功能齐全；⑦方式灵活、使用方便，实现任选式自动控制操作，检验顺序灵活控制，只需将试管放入试管架上，仪器即可完成全部工作；⑧光学性能好，采用精制、专用的尿分析定量板，可长期使用。

第六章　自动生化分析仪

　　自动生化分析仪是根据光电比色原理来测量体液中某种特定化学成分的仪器。由于其测量速度快、准确性高、消耗试剂量小，现已在各级医院、检测机构得到广泛使用。

第一节　自动生化分析仪发展概述

一、自动生化分析仪器的发展

　　自动生化分析仪器（automatic biochemical analyzer）是将生物化学检验分析过程中的取样、加试剂、去干扰、混合、保温反应、比色、自动监测、数据处理、打印报告和实验后的清洗等步骤进行自动化操作的仪器。基本测定方法包括：终点分析法、固定时间法、连续监测法等。除了可进行一般的生化项目测定外，还可进行激素、免疫球蛋白、血中治疗药物等特殊化合物的测定以及酶免疫、荧光免疫分析等。它具有快速、简便、灵敏、准确、标准化、微量等特点。世界上第一台用于临床生化分析的仪器，是 1957 年按美国 Skeggs 医师提出的设计方案生产而成的单通道、连续流动式自动分析仪。20 世纪 60 年代开发了单通道和多通道顺序式自动生化分析仪（sequentialmultipleanalyzer,SMA）；70 年代先后出现了美国杜邦（Dupont）公司的自动生化分析仪（automatic chemical analyzer,ACA）以及不同厂家生产的各种类型的离心式自动生化分析仪；80 年代采用离子选择电极从根本上改变了电解质测定方法的局面，能用全血测定，省略了离心分离血浆的步骤，此法几乎替代了绝大多数火焰光度法检测血中钠、钾的方法。

　　与检验医学相关技术的发展也是促进自动化仪器发展的重要因素，20世纪 80 年代后期至 90 年代初采用包括固相酶、离子特异电极和多层膜片的"干化学"试剂系统，不仅为临床化学大型自动分析仪增添了几个新的品种，而且开创了即时检验（床边检验）仪器研发的新局面，为重症监护室和诊所医师的使用以及患者自测创造了条件。

二、自动生化分析仪器的分类

自动生化分析仪器的发展很快、种类很多，按不同的标准有不同的分类，但按反应装置结构分类是最常用的分类方法。

自动生化分析仪按自动化程度的不同可分为半自动型和全自动型；按检测项目数量的多少可分为单通道型和多通道型；按仪器的复杂程度及功能可分为小型、中型、大型及超大型；根据各仪器之间的配置关系可分为单一式、附加式和组合式；根据使用的试剂系统不同可分为封闭式和开放式。按反应装置结构原理和功能可分为连续流动式、离心式、分立式和干化学式。

1. 连续流动式自动生化分析仪

连续流动式自动生化分析仪（continuous-flow automatic biochemical analyzer）是第一代自动生化分析仪，测定项目相同的各待测样品与试剂混合后的化学反应在同一管道流动的过程中完成。仪器主要构成部件有样品盘、比例泵、混合器、透析器、恒温器、比色计和记录器。其工作原理是在计算机控制下，通过比例泵把样本和试剂加入连续的管道中，在一定条件下在管道中完成混合、保温、显色、比色、信号放大并运算处理。由于待测样品与试剂混合后的化学反应，均在同一管道中经流动过程完成，又称管道式分析仪。特点是样本在连续流动的状态下进行测定，流动式分为空气分段系统和非分段系统。该仪器结构简单，价格便宜，在检测过程中，样品和样品之间需用空气隔离开，或用空白试剂或缓冲液隔离。由于使用同一流动比色杯，消除了比色杯间的透光性差异，在1960年至1970年间曾被广泛采用，后来由于其管道系统结构复杂，不能克服交叉污染，故障率高，操作烦琐，逐步被分立式自动生化分析仪所替代。

2. 离心式自动生化分析仪

离心式自动生化分析仪（centrifugal automatic biochemical analyzer）是1969年以后发展起来的一种生化分析仪。利用离心力作用使样本和试剂混合、反应、流入比色池进行检测完成全过程。其工作原理是将样品和试剂放在特制圆形反应器内，该圆形反应器称为转头，装在离心机的转子位置，当离心机开动后，圆形反应器内的样品和试剂受离心力的作用而相互混合发生反应，经过一定时间的温育后，反应液最后流入圆形反应器外圈的比色凹槽内，垂直方向的单色光通过比色孔进行比色，最后计算机对所得吸光度进行计算，显示结果并打印。特点是使用不同的反应比色杯减小互染，无需在测定过程中清洗反应池，加快了速度。仪器使样品和试剂分离加样，依靠旋转制动产生的离心力使其混合反应，批量检测，它不同于其他分析仪的"顺序分析"，属于"同步分析"。

3. 分立式自动生化分析仪

分立式自动生化分析仪（discrete automatic biochemical analyzer）于20世纪60年代问世，是近年来国内外的发展和临床应用主流，常常以它为代表对自动生化分析仪器的工作原理、仪器结构、参数设置、维护保养、性能指标及评价等进行介绍。其工作原理是按手工操作的方式编排程序，并以有序的机械操作代替手工操作，用加样探针将样品加入各自的反应杯中，试剂探针按一定时间自动定量加入试剂，经搅拌器充分混匀后，在一定条件下反应。反应杯同时作为比色杯进行比色测定。各环节用传送带连接，按顺序依次操作，故称为"顺序式"分析。其检测流程如图6-1所示。

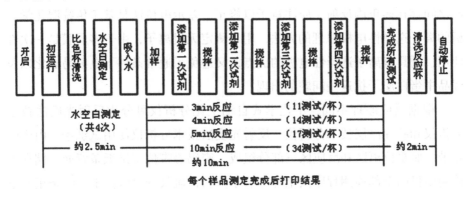

图6-1　分立式自动生化分析仪器检验流程框图

目前临床最常用的分立式自动生化分析仪是反应杯转盘式或轨道式。此外，还有一种袋式分立式自动生化分析仪，其试剂装在均匀透明的塑料夹中形成特殊的测试管，一袋一检测。测试袋被连续传送系统送到分析区，在混合器处经机械敲击，样品和试剂充分混合反应，在比色计处经特殊装置的作用，测试袋形成光径 lcm 的比色杯，监测后废测试袋被排出。该类仪器污染少、灵活、准确，分析项目可达60项。但测试袋只能一次性使用。

4.干化学式自动生化分析仪

干化学式自动生化分析仪（dry chemical automatic biochemical analyzer）于20世纪80年代应用于医学检验领域。其工作原理是采用以 Kubelka-Munk 理论为主要理论基础的多层薄膜的固相试剂技术，将待测液体样品（血清、血浆或全血及其他体液）直接加到已固化于特殊结构的试剂载体上，以样品中的水将固化于载体上的试剂溶解，再与样品中的待测成分发生化学反应，是集光学、化学、酶工程学、化学计量学及计算机技术于一体的新型生化分析仪器。随着临床对急诊生化检验结果的时效性要求越来越高，以及临床生化检验技术的快速发展，急诊生化检验技术逐渐从传统的湿化学分析方式向干化学生化检验技术方向发展。

干化学式自动生化分析仪通常采用多层薄膜固相试剂技术，测定方法多为反射光度法（reflectance spectroscopy）和差示电位法（differential potentiometric）。反射光度法是指显色反应发生在固相载体，对透射光和反射光均有明显的散射作用，它不遵从 Lamber-Beer 定律，并且固相反应膜的上、下界面之间存在多重内反射，应注意予以修正。差示电位法是基于传统湿化学分析的离子选择性电极原理的方法，用于测定无机离子，由于多层膜是一次性使用，既具有离子选择性电极的优点，又避免了通常条件下电极易老化以及样品中蛋白质干扰这些问题的出现。

根据反应原理不同，干化学式自动生化分析仪可分为反射光度法技术分析仪和胶片涂层技术分析仪。反射光度法技术分析仪使用试纸条，由密码磁带、血浆分离区和反应区三部分组成。密码磁带位于试纸条背面，储存了检测项目的全部检测程序及全部方法学资料；血浆分离区位于试纸条正面下部并标以红色，由玻璃纤维和纸层构成，用于阻截红、白细胞；反应区位于试纸条正面上部，血浆通过血浆分离区被转移介质运送到反应区底部，进行化学反应并检测。胶片涂层技术分析仪使用试纸片（块），主要由扩散层、中间层及指示剂层组成，各层作用分别是接受样品、改变样品的物理化学性质及对待测物进行测定。干化学式自动生化分析仪完全脱离了传统的分析方法，所有的测定参数均存储于仪器的信息磁块中，当编有条形码的特定试验用试纸条、试纸片放进测定装置后，即可进行测定。

干化学式自动生化分析仪操作简便，测定速度快；无交叉污染、低保养需求，并且不需要使用去离子水，没有复杂的清洗系统；结构较为简单，操作简便易行；通常只需要定期做光路检查，根据需要做机器内部清洁即可。使用后的废弃物仅为干试剂片、吸头，便于收集处理；由于无废液排除，能最大限度地保护环境、保障操作人员的安全。干式生化分析仪的灵敏度和准确性与典型的分立式自动生化分析仪相近，尤其适用于急诊检测和微量检测。

第二节 自动生化分析仪的结构与性能指标

一、自动生化分析仪的结构

以目前临床应用最多的反应杯转盘式或轨道式分立式自动生化分析仪为代表，介绍自动生化分析仪的基本结构。仪器主要包括样品处理系统、检测系统、清洗系统、计算机系统等。仪器结构如图6-2所示。

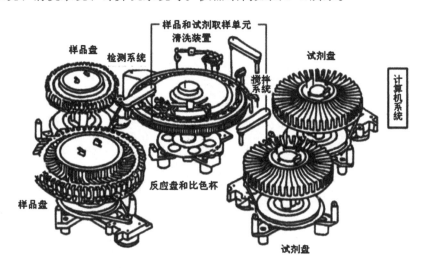

图6-2 分立式自动生化分析仪结构图

(一) 样品处理系统

样品处理系统是把定量的样本和试剂加入指定的反应杯以进行反应的关键装置，包括放置样品和试剂的场所、样本及试剂取样单元、探针系统、搅拌系统等。

1. 样品盘 (sample disk)

加载样本采用样本盘或样本架 (样本架用于大型全自动生化分析仪)，可采用固定圆盘式或长条式、传动带式或轨道式、链式进样等。带条形码阅读器的仪器可直接阅读样品管上的条形码信息。

2. 试剂仓

试剂以试剂盒存放于试剂仓，一般都带有冷藏装置，温度为 4～15℃，常与试剂转盘结合在一起，可同时放置几十种试剂。有条形码的分析仪，可以自动识别试剂的种类，无条形码的分析仪，需要手工输入试剂的相关信息，注意试剂放置位置必须与反应通道号相匹配。目前大多数全自动生化分析仪都有两个或多个试剂仓，可将测定同一检测项目的多个试剂分开存放。

3. 样本及试剂取样单元

由取样臂、采样针、采样注射器、步进马达组成。采样针及采样注射器构成一个密封的结构，内充去离子水形成水柱，不能有任何的气泡。步进马达精确控制加样量，通过活塞推进或缩回使密封系统内的水柱移动，从而达到吸取样本或将样本注入反应杯的目的。试剂取样单元结构和样本取样单元相似，只是取样臂中有加温装置，将从试剂仓吸取的试剂加热至常温或 37℃。目前样本和试剂吸取的最低加样量可达 0.1μL 和 1μL。采样针通常配有内壁及外壁冲洗系统，以减少携带污染。

4. 探针系统

探针系统包括样品探针和试剂探针，设置在加样针和试剂针上，并与加样臂相连来吸取样品和试剂；探针设有液面感应器，遇到障碍能自动停止并报警，以防止探针损伤。样品探针具有防堵塞的功能以及凝块或气泡检出功能，试剂探针通过探测液面高度而获知试剂的剩余量以及可检测样本的数量，同时具有气泡检出功能。

5. 搅拌混匀系统

搅拌混匀系统是样品和试剂加入反应杯后能将之迅速混合均匀的装置。目前采用的搅拌方式有三种：使用四头螺旋式搅拌棒，搅拌棒表面涂有特殊不沾层；使用四头螺旋式高度旋转搅拌棒，旋转方向与螺旋方向相反，以增加搅拌的力度，被搅拌液不起泡；使用微螺旋式不锈钢搅拌棒，搅拌棒具特氟龙不粘涂层，避免黏附液体。

(二) 检测系统

全自动生化分析仪检测系统由比色系统和反应系统构成，是仪器分析的核心部分。比色系统主要由光源、比色杯、单色器和检测器组成；反应系统主要由反应盘和恒温装置组成。

1. 光源

光源多数采用卤素灯，工作波长为 340-800 nm，卤素灯的使用寿命较短，一般只有 1000-1500 h。部分生化分析仪采用的是长寿命的闪烁氙灯，24h 待机可工作数年，工作波长为 285-750 nm。如灯的发光强度降低，仪器自动报警，需更换灯泡。

2. 比色杯

自动生化检验仪器的比色杯也是反应杯，比色杯的光径为 0.5 ~ 1.0cm 不等，通常为石英、硬质玻璃或优质塑料。反应杯以不同形式逐个连接，多为转盘形式；反应过程分别在各自比色杯中直接完成，然后通过检测系统测定其吸光度值，经计算得出检验结果；比色杯自动冲洗装置在仪器完成比色分析后做自动反复冲洗、吸干的动作，自动测定杯空白值，合格后继续循环使用，不合格会自动报警或停止工作。注意及时更换不合格的比色杯。如采用的是石英比色杯，需要定期检查清洗。

3. 单色器

单色器即分光装置，有干涉滤光片和光栅两类。干涉滤光片有插入式和可旋转式两种 (插入式多用于半自动生化分析仪)，可旋转式是把滤光片安装于一圆盘中，使用时通过圆盘旋转来选择不同波长的滤光片。自动生化分析仪的分光光路分为前分光和后分光两种，前分光是指光路与一般分光光度计相同，即光源—分光组件—样品—检测器的一类自动生化分析仪光路系统。前分光光路一般不能进行不同波长项目的不间断检测，而是将同一检测项目的标本集中测量，然后变换滤光片进行下一个项目的测定，以达到一定的检测速度。目前自动生化分析仪多采用后分光，即光源光线直接透过样品，通过光栅分光，再进行吸光度的检测。后分光技术的优点是可以在同一体系中测定多种成分，如果比色池中有多种吸收特征不同的物质，当复色光通过后，各物质分别对各自的特征性光波产生吸收，之后再分成光谱对不同的波长进行测定，可以在同一体系中同时得到多组分结果，很容易地实现多通道分析；可同时选用双波长或多波长进行测定；无需移动仪器比色系统中的任何部件，稳定性好，速度快，噪声低，可提高分析的精确度和准确度并减少故障率。光栅使用寿命长，无需任何保养。

4. 检测器

检测器的功能是检测光信号，并将光信号转换为电信号后放大，再送至数据处理单元。理想的检测器应具有线性范围宽，噪声低，灵敏度高的特性。目前全自动生化分析仪的检测器一般为硅（矩阵）二极管，信号传送方式有光电信号传送和光导纤维传送，后者更先进，传送速度更快。

5. 反应盘

反应盘装载着反应比色杯进行生化反应，多为转盘形式，一般由 100 个以上的比色杯围成转盘，且置于恒温装置中。

6. 恒温装置

生化分析仪通过恒温控制装置来保持孵育温度的稳定。理想的孵育温度波动应小于 ±0.1℃。保持恒温的方式有三种。①空气浴恒温式，即在比色杯与加热器之间隔有空气，其优点是方便、速度快、不需要特殊材料，缺点是稳定性和均匀性较差；②水浴循环恒温式，即在比色杯周围充盈有循环水，加热器控制水的温度。其优点是温度恒定；缺点是需特殊的防腐剂以保证水质的洁净，需定期更换循环水；③恒温液循环间接加温式，在比色杯周围流动着一种特殊的恒温液（无味、无污染、不变质、不蒸发），比色杯和恒温液之间有极小的空气狭缝，恒温液通过加热狭缝的空气达到恒温。其特点是热稳定性好，不需要特殊保养，目前应用较为广泛。

（三）清洗系统

清洗系统一般由吸液针、吐液针和擦拭块组成。清洗包括探针及搅拌棒的清洗、管路系统的清洗、反应杯的清洗等，清洗过程包括吸取反应液、注入清洗液、吸取清洗液、注入洁净水、吸取洁净水、吸水擦干等步骤。

不同分析仪可根据需要选择酸性或碱性清洗液。正确使用能清洁管道、反应杯和探针，既减少交叉污染，又不损伤管道，保证检测的精密度和准确性。探针和搅拌棒采用激流式或瀑布式等方式自动冲洗，水流为从上向下的单向冲洗，将探针及搅拌棒携带的污物冲向排水口；管路都由优质塑料软管制成，很多液体流动于其中，故管路系统的清洗尤为重要；大型生化分析仪反应杯清洗系统一般有两套同时工作以提高效率。必须注意对于常规冲洗还不能清除携带污染的实验要特别处理，以减少交叉污染或携带污染。

(四) 计算机系统

计算机系统的控制功能主要包括标本、试剂的识别和加注、条形码的识别、恒温控制、冲洗控制、结果打印、质控的监控、仪器各种故障的报警等，有的仪器甚至可以完成部分日常保养工作。计算机系统使自动生化分析仪数据处理功能日趋完善，如反应进程中吸光度、各种测定方法、各种校准方法的显示，室内质控结果的绘图及统计等。通过计算机系统还能调看病人的数据、仪器的性能指标、仪器的运行状态等。自动生化分析仪中的质控和病人结果也可通过计算机系统与实验室信息系统的对接进行网络化管理。

二、自动生化分析仪的基本分析参数

各种分析参数是自动生化分析仪工作的指令，必须通过设置正确的参数来控制仪器完成各种操作。目前大多数生化分析仪为开放式，封闭式的仪器一般也会另外留一些检测项目的空白通道由用户自己设定分析参数。

1. 试验名称及代号

试验名称常以项目的英文缩写来设置，如总蛋白设置为 TP，白蛋白设置为 ALB 等，试验代号以数字编号。

2. 分析方法

分析方法也称反应模式 (assay mode)，全自动生化分析仪的功能较全面，可以根据仪器的分析项目设置及需要，选择相应的分析方法。其常用分析方法有终点分析法 (包括一点法、两点法)、连续监测法 (可分为两点速率法、多点速率法)、免疫透射比浊法等。

3. 反应温度

通常设有 25℃、30℃、37℃等温度模式供选择，为了使酶反应的温度与体内温度一致，一般选用 37℃。

4. 检测波长

检测波长可选择单波长或双波长。单波长是用一个波长检测物质的吸光度的方法。当测定体系中只有一种组分或混合溶液中待测组分的吸收峰与其他共存物质的吸收峰无重叠时，可用单波长检测；自动生化分析仪常用双波长或多波长，即用两个或多个波长检测，根据光吸收曲线选择最大吸收峰作为主波长，副波长的选择原则是干扰物在主波长处的吸光度与副波长处的吸光度越接近越好，测定时主波长处的吸光度减去副波长处的吸光度可消除脂血、溶血、浊度等干扰物的影响，提高测定结果的准确性，但应注意副波长不能设在有色物吸收的灵敏区域内，以免降低检测灵敏度。免疫透射比浊法测定时副波长距离主波长越远越好，能有效提高检测灵敏度。

5. 样品量与试剂量

一般按照试剂说明书上的比例，结合仪器的特性进行设置，也可以按比例缩减，但要考虑到检测灵敏度、线性范围，尽可能使样品稀释倍数大些，以降低样品中其他成分的影响。还应注意稀释水量、最小样品量和总反应容量的设置等。设置各试验的试剂位、试剂瓶规格，必要时设定试剂批号、失效期等。

6. 分析时间

分析时间包括反应时间、延迟时间、监测时间等，选择不同的分析方法应选择相应的分析时间。其中，测酶的连续监测法监测时间至少应设置4点（包含3个吸光度变化值），但监测时间设置过长则易发生底物耗尽导致可测范围变窄。目前，大部分生化检验仪器用测定点代表反应时间，如仪器设置反应时间为10min，分为34个点。

7. 反应类型

反应类型有正向反应和负向反应两种，反应过程中吸光度上升为正向反应，吸光度下降为负向反应。

8. 校准的设置

校准的设置是对校准品的位置、浓度和校正方法及重复校标次数等进行设置。校正方法一般包含一点校正、二点校正、多点校正、非线性校正等。二点校正是指用一个浓度的标准品和一个试剂空白进行校正，此法要求反应必须符合 Lamber–Beer 定律，即标准曲线呈直线。多点校正是多个具有浓度梯度的标准品用非线性法进行校正，适用于标准曲线呈各种曲线形式的项目，如多数的免疫浊度法。非线性校正包括对数校正、指数校正、量程法校正等，标准曲线呈对数或指数曲线特征的项目可选择所对应的方法校正，量程法则是根据标准曲线上每两点间浓度与吸光度的关系计算待测物的浓度。

9. 底物耗尽限额

用于连续监测法的酶活性检测。以谷丙转氨酶（ALT）检测为例，如所用试剂的线性上限是 500 U·L⁻¹，则选浓度为 1000 U·L⁻¹ 左右的混合血清并用水稀释至 400、500、600、700、800、900、1000 U·L⁻¹ 等浓度左右的血清各一份，之后按照 ALT 的血清和试剂量的参数作全程吸光度读数，读取各点吸光度值，用计算纸作图，X 轴是点数或时间 (S)，Y 轴是吸光度值 (A)，连点作图，可见吸光度下降的转折点，按分析说明书中底物耗尽定义及计算式来设定此项目底物耗尽限额。

10. 线性范围

不同厂家的试剂质量不同，其线性范围也不一样，应实测试剂盒的线性范围。终点法的项目通过校准标准曲线，以线性内的最高浓度为线性上限。连续监测法以 ALT 为例说明，以上述底物耗尽限额中所作出的图上可以看出在规定监测时间内吸光度呈线性的最高的活性为线性的上限，下限一般设为 5U·L⁻¹，因 ALT 不可能是零或负值。

11. 质控参数

建立完善的室内质量控制制度是确保检验结果可靠的基础。通常每个项目要求至少两个水平的质控品，每个质控品的名称、批号，每个检测项目的靶值和标准差均需设置于自动生化分析仪中。

三、自动生化分析仪的性能指标及其评价

(一) 自动生化分析仪的性能指标

近年来，随着各种高新技术与医学之间的相互渗透，促进了全自动生化分析仪的快速发展，而仪器的性能是正确评价和选择仪器的前提。

1. 自动化程度

自动化程度是指仪器独立完成生物化学测定的能力，包括整个测定过程的操作（自动处理样品、自动加样、自动清洗、自动开关机）；单位时间处理标本的能力，可同步分析的项目数量等；软件支持的功能、数据分析与处理能力、故障自我诊断功能等。仪器自动化程度越高，功能越强大，其自动化程度的高低和仪器微机处理功能的强弱有关，故不同型号的仪器自动化程度也不同。

2. 分析效率

分析效率指相同分析方法下的分析的快慢，是仪器每小时测定样本数

量及每个样本可测项目的多少。工作效率伴随着分析效率的提高而提高，多通道分析仪相对于单通道分析仪来说可同时测定多个项目，加快分析速度，提高了分析效率。全自动生化分析仪使用样品针和试剂针分别加样加试剂，甚至使用多针采样方式，取样周期短，使分析效率大大提高；近年来模块组合式分析仪的设计，使分析效率更高。

3. 检测准确度

检测准确度包括精密度与正确度，是自动生化分析仪保证测定结果准确的重要环节。它取决于各部件（加液、温控、波长、计时等）的加工精确度及其良好的工作状态。目前自动生化分析仪普遍采用先进的感应探针、特殊搅拌材料和方式、高效清洗装置，不仅能准确吸取微量样品和试剂，并充分混合，而且还能有效控制交叉污染。与此同时，恒温方式和测光方式也不断改进，均为自动生化分析仪的检测准确度提供了有力保障。

4. 应用范围

应用范围是衡量自动生化分析仪的一个综合性能指标，与其设计原理和结构有关，内容涵盖较广。包括可检测项目（生化项目、特种蛋白、微量元素、药物监测等）；分析方法（分光光度法，浊度比色法、离子选择性电极法、荧光法等）；而在项目的检测上既有终点法也能做连续监测法，又有双项同时检测和同工酶检测的方法；双波长和多波长的光路技术的采用，消除了背景噪声，排除溶血、脂血、胆红素等的干扰；从单试剂到双试剂的使用，排除试剂或样本空白的干扰；校准方法种类增多、质量控制功能加强等，上述的各种功能使自动生化分析仪应用范围达到一个相当的高度。

5. 其他性能

其他性能包括仪器取液量、最小反应液体积、分析时间、仪器检测的线性范围、仪器的计算机系统及性能价格比等。仪器的取液量取决于样品与试剂的比例，该比例范围越宽越好，能选择的试剂和适应的方法更多；最小反应液体积指可被光度计准确检测到的最小的反应液体积，反应液体积少能节省试剂，减少开支；还有试剂的开放与封闭，试剂的开放程度越高，使用的灵活性就越大，封闭试剂采用捆绑方式，成本高，不利于新工作开展；有无与试剂配套的校准品，对保证检测结果的准确性至关重要；仪器操作程序是否简单、易保养、有无良好的售后服务也是评价仪器性能的指标。

（二）自动生化分析仪性能指标的评价

自动生化分析仪已广泛应用于临床检验工作，正确评价仪器性能对提高临床检验工作质量具有重要意义。常用性能评价指标有精密度、准确度、携带污染率、线性检查、波长准确性检查、相关性评价等。

1. 精密度

精密度是反映仪器整体性能的重要指标之一，是指同一标本在一定条件下多次重复测定得到的一组数据之间的接近程度，常用来表示检测过程中的随机误差的大小，分为仪器批内精密度和仪器批间精密度。批内精密度实验是使用低值和高值质控品作为样品，通过当天多次重复测定某几个项目，得出各项目的批内精密度；批间精密度也是使用低值和高值质控品作为样品，需每天测定上述项目两次后求平均值，连续测定20天得到20个数据，经计算得出各个项目的批间精密度。

（1）批内精密度具体方法是取低值、高值血清各一份，当天分别测定选定项目20次，剔除离群值后，计算标准差（S）和变异系数（CV）。把实验得到的 CV 值与仪器生产商提供的预期值或《美国临床实验室改进修正案88》（CLIA' 88）管理项目要求的精密度进行比较。

（2）批间精密度具体方法是取低值、高值血清各一份，每天测定选定项目两次后求平均值，连续测定20天得20个数据，剔除离群值后计算标准差（SD）和变异系数（CV），得出各个项目的批间精密度值。把实验得到的 CV 值与仪器生产商提供的预期值或 CLIA' 88 管理项目要求的精密度进行比较。

2. 准确度

测定室间质量评价质控品，在相同实验方法的前提下对检测结果与靶值进行比较，判断测定结果是否在 CLIA' 88 规定的可接受范围内。

3. 携带污染率

携带污染率是表示各标本之间交叉污染的一项重要指标，携带污染率越小说明标本之间的影响越少。参照国际血液学标准化委员会（ICSH）推荐的方法，计算出各项目的携带污染率。目前生化检验仪器的交叉污染率一般都小于1%，有的甚至接近于0。

4. 线性检查

用系列标准溶液在最大光吸收处读取吸光度，然后绘制标准曲线或用回归法计算线性相关。

5. 波长准确性检查

方法有两种：①用已知准确物质的量浓度和摩尔吸光系数（ε）的标准溶液在其特定波长处比色，根据公式 $\varepsilon = \dfrac{A}{C_B}$ 计算标准溶液的 ε，然后与标准 ε 比较；②与已知准确波长的仪器比较，如有偏移，应进行校正。

6. 相关性评价

应用于拥有两台以上自动生化分析仪器的实验室；或在仅有一台仪器时，为了得到实验室之间的一致性，也可以用参考实验室的仪器进行相关性评价。方法是相同的试验项目在不同的仪器上测定，然后用线性回归进行比较和校正，一般的全自动生化分析仪都设有仪器校正程序。

第三节 自动生化分析仪的维护与保养

一、自动生化分析仪的维护保养及使用要求

（一）维护保养

全自动生化分析仪器是精密的大型仪器，需要有专人按照仪器的相关要求进行严格管理和维护。仪器的维护保养大致包括每日、每周、每月、每季、半年等的保养，内容主要有清洗、部件的检查及更换等。目前，仪器的维护保养越来越受到重视，其操作也日益简单及有效，它能保证仪器的正常运行及延长使用寿命。

1. 每日保养

每日保养包括仪器外部的清洁；开机前的检测与管道冲洗；关机后清洁样品针、试剂针、搅拌棒，清洗机构吸嘴等；清空废液等。

2. 每周保养

每周保养主要有反应杯清洗及杯空白的检查；仪器机械部件运行情况的检查；仪器管路系统的清洗等。

3. 每月保养

每月保养主要有擦洗机械部件试剂残留物、清洗滤网等。

4. 每季保养

每季保养主要有仪器关键部件的特殊维护。

5. 半年或按需维护保养

半年或按需维护保养主要指仪器出现检测结果不准确或不能很好运行时的一些必要的维护保养。

（二）使用要求

1. 工作环境

实验室整洁，空间足够大，通风良好，光线适中；仪器放置应避免阳光直射、避免震动、避免化学腐蚀物品、灰尘及电磁辐射的污染；环境温度控

制在 15–30℃，工作中波动小于 ±2℃；相对湿度小于80%；配备良好的防火装置和器材。

2. 电源

应根据仪器对电源的要求设计专用电路，要连接符合要求的地线；连接 UPS 不间断电源，以防停电造成分析仪损坏或数据丢失。

3. 实验用水

仪器对水质有严格的要求，其质量影响实验结果和仪器使用期限。我国对实验用水的质量有其基本要求，目前医学检验部门多采用的是1985年美国临床实验室标准化委员会（NCCLS）所规定的水质等级标准。

临床实验室一般选用二级纯水，或配置专用纯水机以满足自动生化分析仪在探针及搅拌棒的清洗、管路系统的清洗、反应杯的清洗；试剂、缓冲液、质控品和标准品的配制、特殊标本稀释等的要求。有些大型实验室采用中央纯水系统，供应全科室的实验用水，达到经济节约、易于质量控制等目的。

4. 废液排出装置

废液排出装置有浓废液桶和清洗液排出管道。浓废液是样品和试剂反应后的原液，排到废液桶后需作消毒处理。清洗液管道排出的是清洗反应杯的洗液和清洗探针及搅拌棒的废水、作杯空白的清水，无需特殊处理，可直接排入下水道。

5. 配套的分析系统

只有使用配套的分析系统才能得到准确可靠的测定结果。分析系统的作用是把方法、仪器、试剂、校准物相配套，而且校准品应能溯源到参考方法或（和）参考物质。

二、自动生化分析仪的常见故障排除

自动生化分析仪具有自动化程度高、操作简便、结果准确可靠等优点，使用过程中大多故障率低，但由于标本数量多，使用率高，在使用过程中还是会出现一些故障，如果不能及时排除，不仅影响实验室的正常检验工作，而且可能直接导致检验结果不准确，甚至产生严重后果。因此，对自动生化分析仪的故障进行正确分析并及时排除，是确保临床生化检验工作顺利开展的必要条件之一。表6-1所列为自动生化分析仪常见故障分析及排除方法。

表6-1 自动生化分析仪常见故障分析及排除方法

常见故障	原因分析	排除方法
零点漂移	光源强度不够或不稳定	更换光源或检测光源光路
所有检测项目重复性差	注射器或稀释器漏气导致样品或试剂吸收量不准；搅拌棒故障导致样品与试剂未能充分混匀	更换热垫圈；检修搅拌棒使其正常工作
样品针堵塞	血清分离不彻底；样品针被纤维蛋白粘连或堵塞	彻底分离血清；疏通、清洗样品针
试剂针堵塞	试剂质量不好；有些试剂易堵塞针孔，如苦味酸	更换优质试剂；疏通、清洗试剂针
样品针、试剂针运行不到位	水平和垂直传感器故障	用棉签蘸无水乙醇仔细擦拭传感器，如因传感器与电路板插头接触不练引起可用打磨插头除去表面氧化层
探针液面感应失败	感应针被纤维蛋白严重感应不到液面	用去蛋白液擦洗感应针并用蒸馏水擦洗干净
试剂仓冰箱和比色仓恒温室温度失控	试剂仓盖未盖好；控制冰箱和恒温室的电流接触器损坏	盖好试剂仓盖；更换电流接触器
高、中、低浓度测出无差别	方法斜率太低	重新更换测试参数和校正因子
某些项目检测结果不准确	检测项目顺序编排不合理，相互影响导致交叉污染	根据试剂说明书及方法学原理，整理出可能产生互相影响的检测项目，在测定顺序上合理安排，以消除试剂之间的交叉污染
质控结果超出范围	质控品过期；参数设置不正确；质控品稀释用水不合格	使用保质期内优质质控品；正确设置质控参数；使用优质去离子水

第四节　自动生化分析仪的临床应用与实例

一、自动生化分析仪的临床应用

生化检验结果在临床各种疾病的诊断和治疗中都具有相当重要的意义，自动生化分析仪是临床生化检验中广泛应用的重要分析仪器之一。通过对血液或者其他体液的检测分析各种生化指标，为临床辅助诊断疾病、治疗提供依据。

1. 临床免疫检验中的应用

多数大型全自动生化分析仪配有紫外光、散射光/透射光免疫比浊功能，可用以检测多种免疫球蛋白、补体 C3 和 C4、类风湿因子、抗链球菌溶血素 O、C 反应蛋白和超敏 C 反应蛋白、尿微量白蛋白、转铁蛋白等多项特定蛋白检测，可用于评价各种人群的免疫功能以及自身免疫病、血液免疫病、急性心肌损伤、缺铁性贫血、糖尿病肾病等疾病的诊断或辅助诊断。

2. 临床生化检验中的应用

大型全自动生化分析仪的生化检验项目均高达数十项，可进行肝功能、肾功能、血脂、血糖、激素、多种血清酶等项目检查，除常规生化项目外，多数仪器配有离子选择性电极，能检测 pH 值和电解质，开展多项急诊项目检查。通过这些检查项目，结合临床，可对肝脏疾病、肾脏疾病、高脂血症、糖尿病、内分泌疾病、心肌损伤、水电解质代谢功能紊乱、酸碱平衡紊乱等多种疾病进行诊断、鉴别、病情预后、疗效观察等。

3. 临床治疗药物监测中的应用

临床用于疾病治疗的药物，有些由于药效学、药动学等原因，需要进行监测，如强心苷类药、抗癫痫药、抗情感性精神障碍药、抗心律失常药、免疫抑制剂、平喘药、氨基糖苷类抗生素等；药物滥用也日益成为危害健康的棘手问题，如安非他明、大麻、鸦片、美沙酮、酒精等，滥用药物的浓度测定在临床实验室也越来越有必要开展。药物监测最常用的检测方法是荧光偏振免疫分析，目前很多大型全自动生化分析仪具有荧光／荧光偏振功能，可以快速准确监测血中药物浓度。

二、自动生化分析仪的实例

（一）国产 XD811 生化分析仪

XD 811 生化分析仪系上海迅达医疗仪器公司自行研制、开发生产的半自动生化分析仪。仪器配置了专用大屏幕图形化程序，采用薄膜轻触键或鼠标器进行各种规范化操作，完成单波长或双波长的临床常规生化测定，适用于各级医院的临床检验部门。

（二）奥林巴斯系列全自动生化分析仪

奥林巴斯光学工业株式会社 1974 年生产出日本第一台使用速率法的自动生化分析仪 ACA4 型（12 通道）。从 20 世纪 70 年代初开始至 90 年代，Olympus 公司生产了十几种型号的大型及超大型自动生化分析仪，并于 1994 年开始进入中国市场。1996 年以后更先后推出 AU1000、AU400、AU640 等大中型仪器，使在中国市场的占有量迅速上升为 500 台左右。在 21 世纪初，Olympus 公司推出了全新设计的 AU2700 及 AU5400。Olympus 新仪器的主要设计思想是使大型实验室的成本消耗降低的同时仪器保养工作量也减少，而工作效率大为提高。

（三）Hitachi 系列全自动生化分析仪

日立（Hitachi）系列全自动生化分析仪由日制产业株式会社生产和经营。由于微电脑控制与多波长分光光度计相结合的广泛应用，使日立全自动生化分析仪有了很大发展，技术上不断完善。光学系统采用了无像差凹面蚀刻光栅后分光技术和全反应过程吸光度监测。可选择不同的反应监测时间，最长可达 20min，并能满足最多达 4 种试剂的添加分析。

各种类型的日立系列全自动生化分析仪分别适用于不同级别的医院，它们均具有功能全、分析精度高、操作简便、分析快速、节省试剂、经久耐用、故障率低等特点。

（四）Cobas Integra 700 全自动生化分析仪

CobasIntegra 700 全自动生化仪是罗氏（Roche）公司近年来推出的新产

品，1985 年罗氏公司又在 CobasBio 的基础上推出两台更先进的生化分析仪 Cobas Fara 和 Cobas Mira。Cobas Fara 除保留 CobasBio 的优点外，更具有三维加样；多功能格架处理样品及试剂；高识别微机处理不同装置，程序设计更具有灵活性等特点。Cobas Mira 是比 Cobas Fara 略小的随机式自动生化分析仪。其设计大部分与 Cobas Fara 相同。1992 年在 Cobas Mira 的基础上精益求精又推出了 Cobas MiraPlus 全自动随机式生化分析仪。除具备 Cobas Mira 的一些优点外，其设计更先进，灵活，性能更可靠，使用更简便、安全。

另外还有 Beckman Coulter Synchron、Dimension® 系列全自动生化分析系统等。

第七章　常用电泳分析仪器

电泳（electrophoresis，EP）是指带电颗粒在电场作用下，向着与其电性相反的电极移动。电泳技术（electrophoresis technique）就是利用带电粒子在电场中移动速度的不同而达到样品多组分分离的技术。可以实现电泳分离技术的仪器称为电泳仪（electrophoresister）。

第一节　电泳分析仪

一、电泳概述

1809 年俄国物理学家 PeHce 首先发现了电泳现象，但直到 1937 年瑞典的 Tiselius 利用 U 形管建立了分离蛋白质的移界电泳法，成功地将血清蛋白质分离成 5 种主要成分（清蛋白，α_1、a_2、β、$r-$ 球蛋白），才开创了电泳技术的新纪元。20 世纪 50 年代后，滤纸电泳和聚丙烯酰胺凝胶电泳在生物学研究中普遍使用，20 世纪 80 年代后，许多自动化电泳仪器相继被临床实验室所采用，电泳技术已成为基础医学和临床医学研究的重要工具之一。目前，电泳技术广泛用于蛋白质、多肽、氨基酸、核苷酸、酶等成分的分离和鉴定，还可用于细胞与病毒的研究。

临床常用的电泳分析方法主要有醋酸纤维素薄膜电泳、凝胶电泳、等电聚焦电泳、双向凝胶电泳和毛细管电泳等。特别是毛细管电泳技术，以其高效、快速、灵敏、应用范围广、所需样品少和自动化程度高等特点，正逐渐被广大临床实验室所接受，在医学检验领域的应用也日趋广泛和深入。

（一）电泳的基本原理

实现电泳的方式和方法多种多样，但基本原理是相同的。依据电荷守恒定律，在一个与外界没有电荷交换的系统中，无论进行怎样的物理过程，系统内正、负电荷量的代数和保持不变。物质分子在正常情况下不显示带电

性 (所带正、负电荷量相等)，在一定的物理作用或化学反应等特定条件下，某些物质分子会成为带电的离子 (或粒子)。在同一电场中，不同带电粒子因所带电荷不同或虽所带电荷相同但荷质比不同，经电泳一段时间后，由于移动速度不同而相互分离，分开的距离与外加电场的电压及电泳时间成正比。

(二) 电泳的影响因素

1. 电场强度

电场强度是用来表示电场的强弱和方向的物理量。放入电场中某点的电荷受到的电场力与其电量的比值，称为这一点的电场强度，简称场强。电场强度越大，带电质点受到的电场力越大，泳动速度越快。

带电粒子在电场中的泳动速度与所加的电压有关，电压高低与电场强度的大小成正比。使用电压可分为常压 (100–500V) 或高压 (500~10000V) 电泳，由于电压高，电泳时间短 (有的样品仅需数分钟)，适用于低相对分子质量化合物的分离。但由于电压高，通过支持物的电流也大，造成产热量大，必须装有冷却装置，否则可引起蛋白质等物质的变性而不能分离，还因发热引起缓冲液中水分蒸发过多，使支持物 (滤纸、薄膜或凝胶等) 上离子强度增加，以及引起虹吸现象 (电泳槽内液被吸到支持物上) 等，都会影响物质的分离。而常压电泳，产热量小，在室温 (10~25℃) 分离蛋白质，不会破坏标本，无需冷却装置。但若分离时间长，可能引起待分离生物大分子的扩散，从而影响分离效果。因此，电泳中应选择适当的电场强度，必要时采用冷却的方法提高分析质量。

2. 溶液的 pH 值

溶液的 pH 值决定了带电质点的解离程度，也决定了物质所带电荷的多少。当溶液处于某一特定 pH 值时，将带有相同数量的正、负电荷 (即净电荷为零)，蛋白质分子在电场中不会移动，此特定的 pH 值被称为该蛋白质的等电点 (isoelectric point，pI)。不同结构的蛋白质，其等电点有显著的差别。当溶液相对于等电点呈酸性时，蛋白质带正电，向电场的负极方向移动；当溶液相对于等电点呈碱性时，蛋白质带负电，向电场的正极方向移动。对蛋白质、氨基酸等两性电解质而言，pH 值离等电点越远，颗粒所带的电荷越

| 医学检验的仪器与管理 |

多，电泳速度也越快。因此，当分离某一种混合物时，应选择一种能扩大各种蛋白质所带电荷量差别的 pH 值，以利于各种蛋白质的有效分离。

3. 溶液的离子强度

溶液的离子强度是溶液中各离子的物质的量浓度乘以该离子电荷数平方所得诸项之和的二分之一，是衡量溶液导电能力的指标。溶液的离子强度对带电粒子的泳动有影响，带电颗粒的迁移率与离子强度的平方根成反比。离子强度太低，缓冲液的电流下降，扩散现象严重，使分辨力明显降低；离子强度太高，将有大量的电流通过琼脂板，由此而产生的热量使板中水分大量蒸发，严重时可使琼脂板断裂而导致电泳中断。

4. 电渗作用

电渗（clectroosmosis）是电场中液体对于固体支持物的相对移动。产生电渗现象的原因通常是载体中含有可电离的基团，当支持物不是绝对惰性物质时，常常会有一些离子基团如羧基、磺酸基、羟基等吸附溶液中的正离子，使靠近支持物的溶液带电，在电场作用下，此溶液层会向负极移动。反之，若支持物的离子基团吸附溶液中的负离子，则溶液层会向正极移动。因此，当颗粒的泳动方向与电渗方向一致时，则加快颗粒的泳动速度；当颗粒的泳动方向与电渗方向相反时，则降低颗粒的泳动速度。

5. 粒子的迁移率

迁移率为带电粒子在单位电场强度下的移动速度，常用 JJ 表示。主要与颗粒直径、形状以及所带的净电荷量等有关。一般地，颗粒带净电荷量越大或其直径越小，其形状越接近球形，在电场中的泳动速度就越快；反之越慢。相同成分的物质，其各种特性十分相似，因此它们在泳动时，趋向于紧密形成一条带。例如，血清蛋白中含有清蛋白、α_1、a_2、β、$r-$球蛋白等各种蛋白质，经过一段时间电泳后，迁移率最大的清蛋白移动的距离最大，迁移率最小的 $r-$球蛋白移动的距离最小，其余依次排在二者之间，见图 6-1。

138

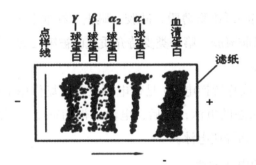

图 7-1　血清蛋白的电泳图谱

6.吸附作用

吸附作用即介质对样品的滞留作用。它导致了样品的拖尾现象而降低了分辨率。纸的吸附作用最大，醋酸纤维素薄膜的吸附作用较小甚至没有。

二、电泳的主要分离模式与常用方法

(一) 电泳的主要分离模式

按电泳的原理来分有三种电泳分离模式，即移动界面电泳、区带电泳和稳态电泳。

1.移动界面电泳

移动界面电泳是指带电分子的移动速率通过观察界面的移动来测定的电泳。将被分离的离子 (如阴离子) 混合物置于电泳槽的一端 (如负极)，在电泳开始前，样品与载体电解质有清晰的界面。电泳开始后，带电粒子向另一极 (正极) 移动，泳动速度最快的离子走在最前面，其他离子依电泳速度快慢顺序排列，形成不同的区带。只有第一个区带的界面是清晰的，达到完全分离，其中含有电泳速度最快的离子，其他大部分区带重叠。该方法已被带支持介质的区带电泳所取代。

2.区带电泳

区带电泳是临床检验领域中应用最广泛的技术，有重要的临床意义。在一定的支持物上，于均一的载体电解质中，将样品加在中部位置，在电场作用下，样品中带正电荷或负电荷的离子分别向负极或正极以不同速度移动，分离成一个个彼此隔开的区带。区带电泳因所用支持体的种类、粒度大小和电泳方式等不同，其临床应用的价值也各有差异。固体支持介质可分为两类：

一类是滤纸、醋酸纤维素薄膜、硅胶、矾土、纤维素等；另一类是淀粉、琼脂糖和聚丙烯酰胺凝胶。第一类支持介质现已被第二类支持介质所替代。

3. 稳态电泳

稳态电泳（或称置换电泳）是带电颗粒在电场作用下电迁移一段时间后达到一个稳定状态的电泳，此后，电泳条带的宽度不再随时间的变化而变化。如等电聚焦和等速电泳。

（二）常用的电泳方法

1. 纸电泳

纸电泳（paper electrophoresis, PE）是指用滤纸作为支持载体的电泳方法，是最早使用的区带电泳。由于其操作简单方便，得以广泛应用于各领域，如分离、确定某些蛋白质（糖蛋白、脂蛋白）。尤其是在分离氨基酸的混合物时，PE 是一种很有价值的分析技术。自 1957 年，Kohn 将醋酸纤维素薄膜用做电泳支持物以来，PE 已被醋酸纤维素薄膜电泳所取代。

2. 醋酸纤维素薄膜电泳

利用纤维素的羟基乙酰化形成纤维素醋酸酯，用该物质制成醋酸纤维素薄膜。这种薄膜对蛋白质样品吸附性小，能几乎完全消除纸电泳中出现的"拖尾"现象，又因为膜的亲水性较弱，所容纳的缓冲液也少，电泳时经过膜的预处理、加样、电泳、染色、脱色与透明即可得到满意的分离效果。电泳对电流的大部分由样品传导，因此分离速度快，电泳时间短，样品用量少，5 μg 的蛋白质即可得到满意的分离效果。特别适合于病理情况下微量异常蛋白的检测。

3. 凝胶电泳

凝胶电泳是由区带电泳中派生出的一种用凝胶物质作为支持物进行电泳的方式。普通的凝胶电泳在板上进行，以凝胶作为介质。常用的凝胶有交联聚丙烯酰胺凝胶、琼脂糖凝胶等，这种介质具有多孔性，有类似于分子筛的作用，流经凝胶的物质可按照分子的大小逐一分离。

凝胶电泳中的琼脂糖凝胶电泳（常用于临床生化检验中乳酸脱氢酶（LDH）、肌酸激酶（CK）等同工酶的检测）和聚丙烯酰胺凝胶电泳（可用于蛋白质、核酸等分子大小不同的物质的分离、定性和定量分析。还可结合去垢剂十二烷基硫酸钠，测定蛋白质亚基的相对分子质量），是普通电泳中应用最多的两种形式。特别是十二烷基硫酸钠—聚丙烯酰胺电泳（SDS-PAGE），由于电泳时各种蛋白质棒状分子表现出相等的电荷密度，纯粹按分子大小由凝胶的分子筛效应进行分离。因此，被广泛用来测定蛋白质的相对分子质量。

4. 等电聚焦电泳

等电聚焦电泳（isoelectric focusing electrophoresis, IFE）是 20 世纪 60 年代中期问世的一种利用有 pH 梯度的介质，分离等电点不同的蛋白质的电泳技术。将两性电解质加入盛有 pH 梯度缓冲液的电泳槽中，当其处在低于其本身等电点的环境中则带正电荷，向负极移动；若其处在高于其本身等电点的环境中，则带负电荷向正极移动。当泳动到其自身特有的等电点时，其净电荷为零，泳动速度下降到零，具有不同等电点的物质最后聚焦在各自等电点位置，形成一个个清晰的区带，分辨率极高（可达 0.01pH 单位），特别适合于分离相对分子质量相近而等电点不同的蛋白质组分。

对于与蛋白质类似的两性电解质分子而言，其荷电状况视介质的 pH 值而异。不同的蛋白质等电点不同，如果分子处于 pH 值和等电点一致的溶液中，泳动就停止。如果溶液内的 pH 值是位置的函数，或者说有一个 pH 值的位置梯度，则在一个稳定连续的线性 pH 梯度的溶液（两性载体电解质）中进行分离，每一种被分离的两性物质都移向与它的等电点相一致的 pH 值位置并不再移动（称为聚焦）。由于在等电点的 pH 值位置，两性物质的净电荷（正负抵消）为零，因而又称等电聚焦。

等电聚焦电泳的特点：①具有浓缩效应，样品分离产生稳定而不扩散的狭区带，对于一步分离、纯化和鉴别蛋白质很有用；②使用两性载体电解质，在电极之间形成稳定、连续、线性的 pH 梯度；③由于"聚焦效应"，即使很小的样品也能获得清晰、鲜明的区带界面；④电泳速度快、分辨率高；⑤加入样品的位置可任意选择；⑥可用于测定蛋白质类物质的等电点和分离相对分子质量相近而等电点不同的蛋白质组分；⑦适用于中、大相对分子质量（如蛋白质、肽类、同工酶等）生物组分的分离分析。

5. 等速电泳

等速电泳（isotachophoresis, ITP）是电泳中唯一的分离组分与电解质一起向前移动、同时进行分离的"移动界面"的电泳方法，其在毛细管中的电渗流为零。它采用两种不同浓度的电解质，一种为前导电解质，充满整个毛细管柱；另一种为尾随电解质，置于一端的电泳槽中。前导电解质的迁移率高于任何样品组分，尾随电解质则低于任何样品组分，被分离的组分按其不同的迁移率夹在中间，在强电场的作用下，各被分离组分在前导电解质与尾随电解质之间的空隙中移动，实现分离。一旦分离完毕，达到平衡，各区带都以与前导电解质中离子相同的速度向前移动，此时若有任何两个区带脱节，其间电阻抗趋于无穷大，在恒流源的作用下电场强度迅速增加，迫使后一区带迅速赶上，保持恒定。

等速电泳特点：一是所有谱带以同一速度移动；二是区带锐化，即在平衡状态下，若有离子改变速度扩散进入相邻区带，由于它的速度和这一区带上主体组分离子的速度不同，迫使它立即返回自己的区带，因此，界面清晰，显示出很高的分离能力；三是区带浓缩，即组分区带的浓度由前导缓冲液决定，一旦前导缓冲液浓度确定，各区带内的离子浓度即为定值。

6. 免疫电泳

免疫电泳是电泳分析与沉淀反应的结合产物，由 Graber 和 Willians 于 1953 年首创，将凝胶扩散置于直流电场中进行。该技术有两大优点：一是加快了沉淀反应的速度；二是将某些蛋白组分根据其带电荷的不同而将其分开，再与抗体起反应，从而使此方法更为微量化、多样化。其应用范围正在日益扩大。

免疫电泳是琼脂平板电泳和双相免疫扩散两种方法的结合。将抗原样品在琼脂平板上先进行电泳，使其中的各种成分因电泳迁移率的不同而彼此分开，然后加入抗体作双相免疫扩散，把已分离的各抗原成分与抗体在琼脂中扩散而相遇，在二者比例适当的地方，形成肉眼可见的沉淀弧。

免疫电泳用于抗原和抗体的相对应性研究；可测定样品的各成分以及它们的电泳迁移率；可根据蛋白质的电泳迁移率、免疫特性及其他特性，确定该复合物中含有某种蛋白质；鉴定抗原或抗体的纯度。

7. 双向凝胶电泳

双向凝胶电泳（two-dimensional gel elcctrophoresis,2-DE）技术又称二维凝胶电泳技术，是由 O'Farrell 于 1975 年建立的，用于混合蛋白质组分的分析技术，是目前唯一的能够连续地在一块胶上分离数千种蛋白质的方法，广泛应用于生物学研究的各个领域。其原理是将高分辨率的等电聚集电泳和SDS-PAGE 电泳联合组成双向凝胶电泳。

第一向采用等电聚集电泳。蛋白质是由 20 种不同氨基酸按不同比例通过肽键的连接构成的，蛋白质的一些氨基酸侧链在一定的 pH 值的溶液中是可解离的，从而带有一定的电荷。蛋白质所带的静电荷（构成蛋白质的所有氨基酸残基所带正、负电荷的总和），在低 pH 值条件下，静电荷为正；而在高 pH 值条件下，其静电荷为负。若在某 -pH 值的溶液中，蛋白质的静电荷为零，则此 pH 值称为该蛋白质的等电点（pI），等电点取决于其氨基酸组成。当把蛋白质加入到含有 pH 梯度的载体时，如果蛋白质所在位置的 pH 值与其等电点不同，则该蛋白质会带一定量的正电荷或负电荷，在外加强电场的作用下，蛋白分子就会分别向正极（或负极）泳动，直到 pH 值与其等电点相等的位置，蛋白质不再泳动，而浓缩成狭窄的区带。等电聚焦电泳就是依照该原理，根据复杂的蛋白质成分中各个蛋白的 pl 的不同，将蛋白质进行分离的。

第二向采用 SDS-PAGE 电泳。蛋白质的电泳迁移率取决于各种蛋白质所带的静电荷、相对分子质量的大小以及形状的不同。SDS 是一种阴离子去污剂，可以断裂分子内和分子间的氢键，使蛋白质分子去折叠，从而破坏其分子的二级和三级结构；疏基乙醇和二硫苏糖等强还原剂，能使半胱氨酸残基之间的二硫键断裂。在蛋白质样品和凝胶中加入 SDS 和强还原剂后，蛋白质分子被解聚成多肽链，与 SDS 结合成 SDS- 蛋白质复合物，由于SDS 上带有的大量负电荷远远超过了天然蛋白质分子原有的电荷，因而消除了不同种类的蛋白质分子间原有的电荷差异，又因为形成的复合物在水溶液中的形状呈椭圆棒状，进一步消除了蛋白质形状对其电泳迁移率的影响。SDS-PAGE 电泳就是按蛋白质相对分子质量的大小使其在垂直方向进行分离的。蛋白质样品经过双向凝胶电泳两次分离后，其结果不再是条带状，而呈现为斑点状，在一个方向上是按照 pI 的大小排列，在与之垂直的另一个方向上是按照相对分子质量的大小排列，细胞提取液的二维电泳可以分辨出1000～2000 个蛋白质，可以分辨出 5000-10000 个斑点，这与细胞中可能存在的蛋白质数量接近。IFE/SDS-PAGE 双向凝胶电泳对蛋白质的分离是极为精细的。因此，特别适合于分离细菌或细胞中复杂的蛋白质组分。

第二节　常用电泳仪的基本结构和主要技术指标

一、常用电泳仪的基本结构

目前临床检验常用的自动化电泳仪分为两个部分：电泳可控制单元（包括电泳槽、电源和半导体冷却装置）和染色单元。有的仪器的电泳过程（点样、固定、染色和脱色等）全部由微机自动化控制，操作简便、快速，保证了检测结果的准确性和可重复性。

电泳仪的基本结构包括主要设备（分离系统）和辅助设备，有的还有分析检测系统。

（一）主要设备

1.电泳电源

电泳电源是建立电泳电场的装置，通常为稳定（输出电压、输出电流或输出功率）的直流电源，并要求能方便地控制电泳过程中所需的电压、电流或功率。为了克服交流电网电压或负载电流变化对输出直流电压的影响，常采用直流稳压电源。

电泳过程中，除保持电泳的电压不变外，还要注意减少温度的波动（如温度升高造成支持介质上溶剂的加速蒸发）影响电泳结果的重复性。稳压电源和稳流电源结合起来，组成稳压和稳流的电泳电源，即双稳电源。如果增加稳定输出电压、电流乘积的功能，就构成稳定输出功率的电源，组成三恒电源，使电泳结果有良好的重复性，提高测量和计算的精确度。现在，国内外的电泳仪都趋向于控制电压、电流、功率和时间四个参数的三恒电源。由于电泳在恒功率输出状态时效率最高，因此在电泳过程中恒流和恒压状态较短，恒功率状态的时间最长。

2.电泳槽

电泳槽是样品分离的场所，是电泳仪的主要部件。槽内装有电极、缓冲液槽、电泳介质支架等。电泳槽的种类很多，如单垂直电泳槽、双垂直电泳槽、卧式多用途电泳槽、圆盘电泳槽、管板两用电泳槽、薄层等电聚焦电泳槽、琼脂糖水平电泳槽、盒式电泳槽、垂直可升降电泳槽、垂直夹心电泳槽、U 形管电泳槽、DNA 序列分析电泳槽、转移电泳槽等。

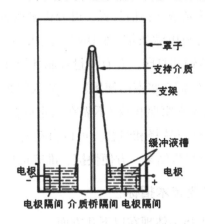

图 7-2　垂直式电泳槽装置示意

电泳用电极多为耐腐蚀的金属制成的细丝状，贯穿整个电泳槽。材料有不锈钢丝、电铬合金丝和铂金丝等，以铂金丝性能最好，应用广泛，但其价格也最昂贵，使用中要倍加小心，万一电极丝断了，也应绕接而不能焊接，因不同金属在缓冲液中会产生电池效应，影响测量。

缓冲液槽可一组或多组，每组有两个缓冲液槽，有的又各分成两部分（如电极隔间和滤纸桥隔间），利用两个隔间壁上的小孔或狭缝（或用疏松的滤纸桥）来沟通两个隔间中缓冲液之间的电联系。支持介质架于两槽之间，其两端分别浸入槽内的缓冲液中，然后滴上样品溶液进行电泳。一般要求支持物：不溶于溶液，不导电，吸液量多而稳定，不带电荷，没有电渗，不吸附蛋白质等其他电泳物质，热传导度大，结构均一而稳定，分离后的成分易析出等。由于电泳槽结构比较简单，也可以根据电泳实验的要求来自行设计电泳槽。图 8-2 是垂直式电泳槽装置示意图。

（二）辅助设备

电泳仪的辅助设备包括恒温循环冷却装置、伏时积分器、凝胶烘干器等。恒温循环冷却装置可控制电泳槽的温度在一定范围内；伏时积分器又称电压时间积分器，保证电泳时间的准确控制；凝胶烘干器常配套在多用电泳系统中。

有的电泳仪还有分析检测装置。如光密度扫描仪,可对染色后电泳条带直接扫描,得出相对百分比,绘制曲线图,计算相对面积等。由计算机控制的自动电泳仪所带的光密度扫描装置,可分析多达30种不同的电泳条带,有些还可采用荧光法分析电泳条带(如DNA测序),有多种扫描方式可供选择,其结果可储存、传输和打印,并有质量控制和统计功能。电泳图谱分析装置如紫外透射反射仪(需在暗室内使用),一般入射光为300 nm,反射光为254 nm和365 nm。双光观察照相仪(不需在暗室内操作),254 nm、300 nm和365 nm三个波长可任意选择和组合。可以自动对不同条带的吸光度进行分析,综合计算后得出报告结果,方便快捷、准确可靠。

二、电泳仪的主要技术指标

电泳仪的主要技术指标体现在以下几方面:

(1)输出电压电泳仪输出的直流电压范围(0~6000 V),有的还同时给出精度。

(2)输出电流电泳仪输出的直流电流范围(1~400 mA),有的还同时给出精度。

(3)输出功率电泳仪输出的直流功率范围(0~400W),有的还同时给出精度。

(4)电压稳定度电泳仪输出电压的变化量与输出电压的比值,稳定度越小,性能越高。

(5)电流稳定度电泳仪输出电流的变化量与输出电流的比值,稳定度越小,性能越高。

(6)功率稳定度电泳仪输出功率的变化量与输出功率的比值,稳定度越小,性能越高。

(7)连续工作时间电泳仪可连续正常工作的时间(0~24 h)。

(8)显示方式有指针式仪表和数字式显示两种。

(9)定时方式电泳时间控制方式,常由电子石英钟控制,还有的用预设的功率值控制,当电泳功率达到预定值时即可断电。

对于复杂的电泳仪还有温度控制、制冷和加热等相应指标。

第三节　毛细管电泳

一、毛细管电泳

毛细管电泳技术（capillary electrophoresis,CE）又称高效毛细管电泳（high performance capillary electrophoresis,HPCE）或毛细管分离法，是一类以毛细管为分离通道、以高压直流电场为驱动力，根据样品中各组分之间迁移速度（淌度）和分配行为上的差异而实现分离的一类液相分离技术。实际上包含电泳技术和色谱分析技术及其交叉内容，是分析科学中继高效液相色谱法之后的又一重大进展，它使分析科学得以从微升水平进入纳升水平，并使细胞分析乃至单分子分析成为可能。毛细管电泳技术不但能分析中、小相对分子质量样品，更适合于分析扩散系数小的生物大分子样品，这是高效液相色谱仪不能达到的。毛细管电泳在检验医学中的应用十分广泛，所检测样品的来源有尿液、血浆、血清、脑脊液、红细胞、其他体液或组织，以及实验动物活体等。分离对象包括蛋白质、多肽、氨基酸、糖、酶、DNA、寡核苷酸、病毒、小分子和生物活性分子、离子、药物及其代谢产物等。用途有临床疾病辅助诊断、临床蛋白质分析、临床药物分析、代谢研究、病理研究、同工酶分析、PCR 产物分析、DNA 片段及序列分析等。由于它具有无法比拟的高效和快速性，因而受到生命科学、医学、药物分析及化工、环保等领域极大的关注。

（一）毛细管电泳的基本工作原理

溶液中的带电粒子以高压电场为驱动力，沿毛细管通道，以不同速度向与其所带电荷相反的电极方向迁移，并依据样品中各组分之间淌度和分配行为上的差异而实现分离。在电场作用下，依据离子迁移的速度不同而对组分进行分离和分析，以两个电解槽与与之相连的内径为 $20 \sim 100\,\mu m$ 的毛细管为工具，毛细管电泳所用的石英毛细管柱，在 pH>3 的情况下，其内表面带负电荷，和缓冲液接触时形成双电层，在高压电场的作用下，双电层一侧的缓冲液由于带正电荷而向负极方向移动形成电渗流。同时，在缓冲液中，带电粒子在电场的作用下，以不同的速度向其所带电荷极性相反的方向移动，形成电泳，电泳速度即电泳淌度。在高压电场的作用下，根据在缓冲液中各组分之间迁移速度和分配行为上的差异，带正电荷的分子、中性分子和带负电荷的分子依次流出，带电粒子在毛细管缓冲液中的迁移速度等于电泳淌度和电渗流的矢量和，各种粒子由于所带电荷多少、质量、体积以及形状不同等因素引起迁移速度不同而实现分离。在毛细管靠负极的一端开一个视窗，可用各种检测器。由于毛细管的管径细小、散热快，即使是高的电场和温度，也不会像常规凝胶电泳那样使胶变性，影响分辨率。

(二) 毛细管电泳的特点

(1) 高灵敏度紫外检测极限为 $10^{-1}-\sim 10^{-13}$ mol，激光诱导荧光检测可达 $10^{-21}\sim 10^{-19}$ mol。

(2) 自动化程度高高速度，操作简便，分离操作可以在很短的时间 (多数 <30 min，最快可在几秒钟内完成)。

(3) 高分辨率毛细管电泳的分辨率很高，理论塔板数可达每米 4×10^5，最高达每米 10^7 数量级。

(4) 所用样品少毛细管的内径很小 (一般 <100 pm)，进样体积在纳升级，样品浓度可低于 10^{-4} mol.L^{-1}。

(5) 环境污染小。

(6) 应用范围广可分析小到离子，大到蛋白质等多种物质。

二、毛细管电泳的分离模式

(一) 毛细管区带电泳

毛细管区带电泳 (capillary zone electrophoresis,CZE) 也称为毛细管自由溶液区带电泳，是毛细管电泳中使用最为广泛的一种技术，通常把它看成是其他各种操作模式的母体。通过在充满电解质溶液的毛细管中，不同质荷比大小的组分，在电场的作用下，依迁移速度的不同而进行分离。根据组分的迁移时间进行定性，根据电泳峰的峰面积或峰高进行定量分析。它适用于小离子、小分子、肽类、蛋白质的分离，在一定限度内适合于 DNA 的分离。

应用 CZE 还可分离人血清中氨甲蝶呤（MTX）及其代谢产物 7- 羟基氨甲蝶呤（7-OH-MTX）。

(二) 毛细管凝胶电泳

毛细管凝胶电泳（capillary gel electrophoresis,CGE）是将板上的凝胶移到毛细管中作支持物而进行的电泳。凝胶具有多孔性，类似分子筛的作用，能根据待测组分的荷质比和分子体积的不同而进行分离。常用聚丙烯酰胺在毛细管内交联制成凝胶柱，依据分离支撑物的分离作用不同，CGE 又分为非变性 CGE 和变性 CGE，前者以分子筛、电荷 / 质量比的作用进行分离；后者则以质量、分子筛的作用进行分离。适用于分离、测定肽类、蛋白质、DNA 类物质的分离。CGE 正在向第二代 DNA 序列测定仪发展，并在人类基因组计划中起重要作用。

(三) 毛细管胶束电动色谱

毛细管胶束电动色谱（micellar electrokinetic capillary chromatography, MECC）又称微团电动毛细管色谱。当把离子型表面活性剂加入缓冲液中，并且其浓度足够大时，这种表面活性剂的单体就结合在一起，形成有疏水内核、外部带负电荷称为胶束的球体，使 MECC 系统中存在流动的水相和起固定相作用的胶束相。虽然带负电的胶束的电泳方向是朝着电场的正极，但一般情况下，电渗流的速度大于胶束的电泳速度，故胶束实际上是以较低的速度向负极移动。在含有胶束的流动相中，溶质在"水相"和"胶束相"(准固定相) 之间进行分配，即使是中性溶质，因其本身疏水性不同，在二者之间的分配也会有差异，疏水性强的溶质在"胶束相"中停留时间长，迁移速度就慢。反之，亲水性强的溶质迁移速度就快，最终中性溶质将依其疏水性不同而得以分离。为取得良好的分离度，可通过选择胶束的种类和浓度，改变缓冲液的种类、组分、pH 值、离子强度和添加有机改性剂等手段进行优化，提高选择性和分离度。其最大特点是使毛细管电泳有可能在用于离子型化合物分离的同时进行中性物质的分离，加强了毛细管电泳的选择项，弥补了中性分子分离方向的不足，因此在各个领域特别是生物药物领域显示了广泛的应用前景。

(四) 毛细管等电聚焦电泳

毛细管等电聚焦电泳 (capillary isoelectric focusing,CIEF) 是在电场作用下，带电的分子会在电解质中作定向迁移，这种迁移与分子的电荷状况有关，对于类似于蛋白质这样一类分子而言，其荷电状况视介质的 pH 值而异。如果这一类分子处于 pH 值和其等电点一致的介质中时，迁移就停止进行。如果介质内的 pH 值是位置的函数，即有一个 pH 值的位置梯度，那么有可能使有不同等电点的分子分别聚集在不同的位置上，不作迁移而彼此分离，这就是等电聚焦分离过程。毛细管的等电聚焦是在毛细管内实现的等电聚焦过程，具有极高的分辨率，通常可以分离等电点差异小于 0.0lpH 单位的两种蛋白质，例如肽类、蛋白质的分离。

(五) 毛细管等速电泳

毛细管等速电泳 (capillary is01achophoresis,CITP) 是一种较早采用的模式，是电泳中唯一的分离组分与电解质一起向前移动的同时进行分离的电泳方法。毛细管等速电泳在毛细管中的电渗流为零，缓冲系统由前、后两种不同浓度的电解质组成。毛细管内首先导人具有比被分离各组分电泳淌度高的前导电解质，然后进样，随后再导入比各分离组分电泳淌度低的尾随电解质，在强电场的作用下，各被分离组分在前导电解质与尾随电解质之间的空隙中发生分离。达到平衡时，各组分区带上电场强度的自调节作用，使各组分区带具有相同的迁移速率，故而得名。常用于分离小离子、小分子、肽类及蛋白质，目前应用并不很多。

(六) 毛细管电色谱

毛细管电色谱 (capillary elect rochromatography,CEC) 是在毛细管电泳技术的不断发展和液相色谱理论的日益完善的基础上逐步兴起的。它包含了电泳和色谱两种机制，通过在毛细管中填充或在毛细管壁上键合 (或涂壁) 固定相，构成毛细管色谱柱，依靠电渗流推动流动相，携带样品迁移，根据样品分子的荷质比、分子尺寸及分配系数的差别而分离。它与色谱法的不同在于，流动相通道色谱柱的推动力是电场力，而不是压力。它与区带毛细管电泳法的区别是具有电泳与色谱两种作用力，因此适用范围更广泛。

用于此法的毛细管填充柱有微填充毛细管柱和凝胶毛细管柱等；用于

毛细管电色谱法的开管柱有壁键合毛细管柱等。

(七) 毛细管电泳芯片

毛细管电泳芯片（microchip capillary electrophoresis）是在常规毛细管电泳的原理和技术基础上，利用微加工技术在平方厘米级大小的芯片上加工出各种微细结构，如通道和其他功能单元，通过不同的通道、反应器、检测单元等的设计和布局，实现样品的进样、反应、分离和检测，是一种多功能化的快速、高效和低耗的微型实验装置。到目前为止，毛细管电泳芯片已用于糖类化合物的分离检测、氨基政对映体的拆分、蛋白质和多脈分析、神经递质类物质的分离检测、寡核苷酸的分离、DNA 测序和 DNA 限制性片段分离等分离分析研究。随着应用实践的增加.该项技术将成为临床实验室的有效分析工具。

三、毛细管电泳仪的基本结构

毛细管电泳仪主要包括高压源、毛纫管柱、检测器，以及两个供毛纫管两端插入而又可和电源相连的缓冲液槽。输出讯号和记录装置相连，记录装置可以是一个普通的记录仪、积分仪，也可以是有控制功能的计算机工作站。图7-3是毛细管电泳仪装置示意图。

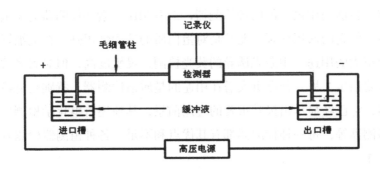

图7-3　毛细管电泳仪装置示意图

(一) 毛细管柱

毛细管柱是毛细管电泳仪的核心部件，毛细管电泳的分离过程主要在毛细管柱内完成。理想的毛细管柱应是化学和电惰性的，紫外光和可见光可以透过，易于弯曲，有一定的柔性，耐用且价低。其材料可以是聚四氟乙烯、玻璃和弹性石英等.其中聚四氟乙烯可以透过紫外光,可不用另开窗口,它有电渗,但很弱,主要缺点是很难得到内径均匀的管子,对样品有吸附作用,热传导性差,在使用过程中有变性现象,因此,应用范围受限;玻璃的电渗最强.但有杂质。目前采用的毛细管柱的材料主要是石英,石英可分为天然和人造两大类。

天然石英要在真空焰或高温石墨炉中加热熔化制成融熔石英,人造石英则是由四氯化硅燃烧水解而成,基本成分是二氧化硅。与玻璃相比,石英表面的金属杂质极少,不会对有一定电子密度的化合物产生非氢键型吸附。但是和玻璃一样有硅醇基团,这种硅醇基团是构成氢键吸附并导致毛细管内电介质产生电渗流的重要原因。

此外,影响毛细管柱性能的参数还有管内径、柱长度和管壁的厚度。目前商品毛细管柱大体采用内径 25–75μm 的原料管;毛细管柱的长短和管壁的厚度需根据实际情况加以权衡。

(二) 检测器

毛细管电泳的更新发展需要有灵敏的检测器与之相适应。电泳毛细管的直径极小,产生的溶质谱带体积也极小,如何既对溶质作灵敏的检测、又不使微小的区带展宽,通常采用在电泳的柱上直接检测。紫外检测器和荧光检测器是目前使用最广的两种检测器,二者相比,紫外检测器的灵敏度相对低一些,但它的通用性好,尤其是对蛋白质的适用性很强,在毛细管电泳中显示出很大的用途。用激光诱导的荧光检测,灵敏度高,但对大多数样品来说,需要衍生。另一种有重大潜在用途的是质谱检测器,特别是电喷雾质谱检测器,它已经显示出极其重要的应用前景,其他还有电化学检测器、拉曼光谱检测器等,每一种检测器都有其优点和不足。各种植测器检测方法比较见表 7–1。

表 7–1　各种检测器检测方法比较

检测方法	质量检测极限 /mol	浓度检测极限 /(mol·L^{-1})	备注
紫外光	$10^{-16} \sim 10^{-13}$	$10^{-8} \sim 10^{-5}$	用得最多,通用性强,扫描迅速

检测方法	质量检测极限 /mol	浓度检测极限 / (mol·L⁻¹)	备注
荧光	$10^{-17} \sim 10^{-15}$		灵敏，但样品通常需衍生
激光诱导荧光	$10^{-20} \sim 10^{-15}$	$10^{-16} \sim 10^{-14}$	极其灵敏，但样品通常需衍生，费用高
安培	$10^{-19} \sim 10^{-18}$	$10^{-11} \sim 10^{-10}$	用得多，灵敏，检测简单，提供信息少
电导	$10^{-18} \sim 10^{-15}$	$10^{-8} \sim 10^{-7}$	通用，需要专门元件和毛细管改性柱
质谱	$10^{-17} \sim 10^{-16}$	$10^{-9} \sim 10^{-8}$	灵敏，鉴别能力强，提供结构信息
拉曼光谱	2×10^{-15}		

(三) 毛细管电泳法的进样方式

大多数毛细管电泳系统具有自动加样的能力，能连续处理批量的标本。常用的自动加样方式有电动进样和气动进样。

1. 电动进样(电迁移进样)

毛细管的阳极端(假设电渗流朝接地端移动)直接置于样品溶液中，然后在很短时间内施加进样电压，使样品通过电迁移进入毛细管，此时，电迁移是溶质的电泳迁移和毛细管中的电渗流的综合结果。其装置简单，不需要附加设备，在介质黏度很高时使用更加有利。它还是凝胶电泳进样的唯一方式(因为在凝胶电泳中，压力进样困难并有可能把凝胶压出，使系统受到破坏)。

2. 气动进样(压差进样)

气动进样是最常用的进样方法。实施中可在进样端加压；可在出口端减压进样槽和出口槽之间的相对高度使之产生虹吸作用，将样品引入。

进样注意事项如下：

(1) 毛细管一旦插入样品溶液，应立即进样操作，并在操作完成后迅速将其从样品挡移至运行缓冲液中，立即开始运行，否则将会产生毛细作用及虹吸现象，引起误差并使区带展宽。

（2）如果电极和毛细管接触，毛细作用可能导致进样时样品区带出现间断现象，使定量精度降低，区带展宽，甚至使峰分裂。另外，样品和缓冲液表面的海拔高度不一致所产生的虹吸现象也会造成进样精度的下降。

（3）只要检测器的灵敏性能提供足够的信号强度，进样区带越小越好，加大进样区带会使分离度降低。从这个意义上说，进样时间以短为宜。但是，时间太短常会使准度变差，特别是在拄子较短、较粗或样品浓度较高时更是如此。

（4）温度也是影响进样体积的一个重要的因素，因为温度直接影响到教度，由于样品区带只占整个体积的极小部分，所以这种影响不很严重。

（5）样品溶液和运行缓冲液不同，样品溶液中的溶剂必须能和运行缓冲液互溶，并不引起后者沉淀。另外，前者离子强度要低于后者离子强度。

（6）样品溶液和缓冲液的损耗和蒸发，会影响分析质量。毛细管和电极都相对较细，需要用合适的封闭装置，防止蒸发；通常应视测定蒸发的程度并根据运行时间的长短加以校正。此外，离子的电泳会使缓冲液从一个槽流到另一槽中而造成损失。这个过程中水不断地电离，以使电中性得以保持，但最终会造成从一个槽到另一个槽时离子无法保持平衡，而使其中的缓冲液 PH 值改变，通常采用大体积的缓冲液或频繁地更换缓冲液来解决这一问题。

第四节　电泳的临床应用与维护保养

一、电泳的临床应用

电泳技术很早就应用于医学研究和临床检验中，其中区带电泳应用最为广泛。随着新的电泳技术的出现，各种自动化电泳分析仪问世并相继被引入临床实验室，电泳仪正在临床疾病的诊断中发挥越来越多的作用。

(一) 血清蛋白电泳

人血清含有 125 种以上可识别的蛋白质，这些蛋白质执行着许多功能。血清中的蛋白质构成了血清溶解物的绝大部分，其中有载体蛋白质、抗体、酶、酶抑制剂、凝血因子。新鲜血清经醋酸纤维素薄膜或琼脂糖凝胶电泳、染色后，通常可见 5 条带，即清蛋白，α_1、α_2、β 和 γ- 球蛋白。许多疾病总血清蛋白浓度和各蛋白组分的比例有所改变，通过血清蛋白电泳图谱能辅助对某些疾病进行诊断及鉴别诊断。急性炎症或急性时相反应时常以 α_1、α_2 区带加深为特征；妊娠时 α_1 区带增高，伴有 β 区带增高；肾病综合征、慢性肾小球肾炎时呈现白蛋白下降，α_1、β - 球蛋白升高；缺铁性贫血时可由于转铁蛋白的升高而呈现 β 区带增高，而慢性肝病或肝硬化呈现白蛋白显著降低。对于一些特殊图谱，可结合临床资料，拟定进一步分析方案。一般常见的是清蛋白降低、某个球蛋白区城升高，提示不同的临床意义。

(二) 尿蛋白电泳

临床进行尿蛋白电泳的主要目的如下：①确定尿蛋白的来源；②了解肾脏病变的严重程度 (选择性蛋白尿与非选择性蛋白尿)，从而有助于诊断和预后的判断。当不能进行肾活检时，尿蛋白电泳结果能很好地协助临床判断肾脏的主要损害。尿蛋白电泳后呈现出中、高分子蛋白区带主要反映肾小球病变，呈现出低相对分子质量蛋白区带可见于肾小管病变或溢出性蛋白尿 (如本周氏蛋白)，混合性蛋白尿可见到各种相对分子质量区带，提示肾小球和肾小管均受累及。对临床症状不典型或微量蛋白尿病人的诊断以及各种肾脏疾病治疗过程中，动态观察24h尿蛋白排出量也具有很大价值。

(三) 血红蛋白及糖化血红蛋白电泳

应用电泳法鉴别病人血液中Hb的类型及含量，对于贫血类型的临床诊断及治疗具有重大意义。血红蛋白电泳结果应根据不同年龄人群进行分析。血红蛋白A2（HbA2）增高是9—轻型地中海贫血的一个重要特征，HbA2降低见于缺铁性贫血及其他血红蛋白合成障碍性疾病（如。—地中海贫血）。电泳发现异常血红蛋白如血红蛋白C（HbC）、血红蛋白D（HbD）、血红蛋白E（HbE）、血红蛋白K（HbK）和血红蛋白S（HbS）等则可诊断为相应的血红蛋白A2分子病。在酸性条件下电泳，可将糖化血红蛋白的不同组分HbAla，HbAlb和HbAlc分离开来，HbAlc形成与RBC内葡萄糖有关，可特异性反映测定前6-8周体内葡萄糖水平。此外，糖化血红蛋白可对某些病人因HbF增高所造成HbAlc假性升高做出解释。

(四) 免疫固定电泳

可对各类Ig及其轻链进行分型，最常用于临床常规M蛋白的分型与鉴定。一般用于单克隆Ig增殖病、单克隆Ig病、本周氏蛋白和游离轻链病、多组分单克隆Ig病、重链病、CSF寡克隆蛋白鉴别、多克隆Ig病的诊断和鉴别诊断。目前，已在医学研究、法医学、基因诊断和临床实验室操作中得到了广泛的应用。

(五) 同工酶电泳

用于临床上常见的同工酶或同工酶亚型分析

1. 乳酸脱氢酶（LD/LDH）同工酶

用AGE法可分离出5种同工酶区带（LD_1-LD_5）。主要用于急性心肌梗死（AMI）（$LD_1 > LD_2$）及骨骼肌疾病（LD_5升高）的诊断和鉴别诊断。肝病病人LDH同工酶变化有其典型图形，如急性肝炎病人LDH_1和LDH_2相对下降，LDH_5升高；肝硬化病人仅表现为LDH_2下降和LDH_5升高；肝癌病人可见LDH_5明显升高。

2. 肌酸激酶（CK）同工酶

采用AGE法可分离出3种CK同工酶。当出现异常同工酶如巨CK_1、巨CK_2等时，从电泳图谱上很容易发现。测定CK和CK-MB仍是目前用于证实心肌损伤的首选指标，CK-MB 在心肌梗死早期增加和短时间内达峰值，也是心肌再灌注的指征。CK-BB 增高见于脑胶质细胞瘤、小细胞肺癌和胃肠道恶性肿瘤，后者还常有 CK-Mt 增高。

3. CK 同工酶亚型

CK 同工酶亚型指 CK-MM 亚型（CK-MM$_1$、CK-MM$_2$、CK-MM$_3$）和 CK-MB 亚型（CK-MB$_1$、CK-MB$_2$），常采用琼脂糖凝胶 IEF 或高压电泳。采用琼脂糖凝胶高压电泳可进行 CK 同工酶亚型的常规快速分析，用于临床早期心肌损伤的临床诊断与鉴别诊断。主要用于 AMI 的早期诊断，也可用于确定心肌再灌注、溶栓治疗后的病情观察。

（六）脂蛋白电泳

脂蛋白电泳检测各种脂蛋白（包括胆固醇和甘油三酯）主要用于高脂血症的分型、冠心病危险性估计，以及动脉粥样硬化性及相关疾病的发生、发展、诊断和治疗（包括治疗性生活方式改变、饮食及调脂药物治疗）效果观察的研究等。

（七）高效毛细管电泳

高效毛细管电泳广泛应用于化学、生物学、医学、环境卫生等各个方面，尤其是用于生物医学，如甄别人类遗传性基因缺陷、对基因进行定量分析、微生物学和病毒学分析、法医分析、基因治疗等。目前，在临床检验中 HPCE 主要用于检测糖、蛋白质、核酸等。

二、电泳仪的维护保养

电泳仪是精密仪器，需要严格的维护保养。应该按照电泳仪的相关要求进行每日维护、每周维护、每月维护以及按需进行维护。每天保养的重点应当是电极的维护，每天电泳工作完成后，应当用干滤纸擦净电极，避免缓冲液沉积于电极上或酸碱对电极的腐蚀。每月保养的重点应是扫描系统的比色滤镜及光源。只有这样才能获得较高难确度和精确度的电泳分析结果。

电泳仪通电进入工作状态后，禁止人体接触电极、电泳仪电泳物及其它可能带电部分，也不能到电泳仪电泳槽内取放东西，如需要应先断电，以免触电。同时要求电泳仪必须有良好接地端，以防漏电。

电泳仪通电后，不要临时增加或拨除输出导线插头，以防短路现象发生，虽然电泳仪内部附设有保险丝，但短路现象仍有可能导致电泳仪损坏。

由于电泳仪不同介质支持物的电阻值不同，电泳仪电泳时所通过的电流量也不同，其电泳仪泳动速度及泳至终点所需时间也不同，故电泳仪不同介质支持物的电泳不要同时在同一电泳仪上进行。

在总电流不超过电泳仪额定电流时（最大电流范围），可以多槽关联使用，但要注意不能超载，否则容易影响电泳仪寿命。

某些特殊情况下需检查电泳仪电泳输入情况时，允许在稳压状态下空载开机，但在稳流状态下必须先接好负载再开机，否则电压表指针将大幅度跳动，容易造成不必要的人为电泳仪损坏。

使用过程中发现电泳仪异常现象，如较大噪音、放电或异常气味，须立即切断电泳仪电源，进行检修，以免发生意外事故。

第八章 微生物检验仪器

临床微生物学检测的主要任务是探讨病原微生物与感染性疾病的关系，确定微生物的病原体，监测传染病的出现，为感染性疾病的诊断和治疗提供依据。

第一节 自动血培养仪

当微生物侵入正常人的血液迅速繁殖超出机体免疫系统清除这些微生物的能力时，可引起菌血症或败血症，此时血培养检查的快速和准确性对疾病的诊断和治疗具有极其重要的意义。特别是在感染初期或抗生素治疗后，大部分病人血流中的细菌数量少。同时与菌血症或败血症有关的细菌种类多，范围广，其毒力、致病性和耐药性各异，所以提高血培养阳性率，及时、准确地作出病原学诊断显得尤为重要。传统的血培养方法费时、费力、阳性率又不高。20世纪70年代以后，出现了许多半自动和自动化的血培养检测和分析系统，随着新技术的不断应用，目前临床已普遍采用第三代血培养仪，即连续监测血培养系统（continuous monitoring blood culture system，CMBCS）。它采用更加敏感的荧光技术或显色技术检测血液中细菌的生长，具有自动、连续、封闭监测的特点和快速、灵敏、安全的优势，大大提高了阳性检出率，在临床感染性疾病的诊断中发挥了重要作用，已广泛应用于大中型医院的临床检验和微生物实验室。

一、自动血培养仪的工作原理和分类

（一）自动血培养仪的工作原理

自动血培养仪的工作原理主要是通过自动监测培养基（液）中的混浊度、pH值、代谢终产物CO_2的浓度、荧光标记底物或代谢产物等的变化，定性地检测微生物的存在。根据自动血培养仪所采用的检测基础和原理的不同，

可将自动血培养仪分为如下三类。

1. 以培养基导电性和电压为基础进行检测

血培养基中因含有不同的电解质而具有一定导电性。微生物在生长代谢的过程中可产生质子、电子和各种带电荷的原子团（例如，在液体培养基内 $CO_2 + H_2O \rightarrow H_2CO_3 \rightarrow H^+ + HCO_3^-$，通过电极检测培养基的导电性或电压的变化可判断有无微生物生长）。

2. 以测定压力的原理进行检测

有些细菌在生长过程中，常有消耗气体或产生气体的现象，如很多需氧菌在胰酶消化大豆肉汤中生长时，由于消耗培养瓶中的氧气而表现为吸收气体，使瓶中的压力下降。而厌氧菌生长时最初均无吸收气体现象，仅表现为产生气体（主要为 CO_2），而使瓶中压力增加，因此可通过培养瓶内压力的改变检测微生物的生长情况。

3. 以光电原理进行检测

目前国内外应用最广泛的自动血培养仪多采用光电原理进行检测。由于微生物在代谢过程中会产生终代谢产物 CO_2，可渗透到培养瓶底部的感应器中，经水饱和后发生化学反应，释放游离氢离子，引起培养基 pH 值改变，感应器中预置的 pH 指示剂颜色也随之改变，培养液的颜色由原来的墨绿色变成金黄色（阳性），反应式为 $CO_2 + H_2O \rightarrow H_2CO_3 \rightarrow H^+ + HCO_3^-$。仪器通过连续检测反射光的强度变化绘制生长曲线图，由微机分析判断阴性或阳性。或者是微生物在生长过程中的代谢产物之一 CO_2 激活培养瓶底部的荧光感应物质而发出荧光，荧光信号变化与 CO_2 浓度变化成比例，仪器内置的探测器探测到该荧光强度的改变（根据反应后荧光释放或猝灭的结果分为荧光增强法和荧光减弱法），信号传输到数据处理系统，经计算机进行一系列的处理，并根据荧光强度的变化量，分析微生物生长的情况，最终判断阴性或阳性结果。探测过程由一个置于检测组件内部的光反射检测计进行连续监测。

（二）自动血培养仪的分类

根据检测手段的不同，目前常用的自动血培养系统可分成以下四种类型。

1. BioArgos 系统

该系统利用红外分光计检测 CO_2 产生。系统由标本装载、检测、孵育和计算机四个部分组成。操作时，将已接种标本的血培养瓶放入标本装载区，然后由机械臂自动将培养瓶移入检测区。由红外分光光度计对培养瓶进行初次扫描，获得初始读数。血培养瓶被振荡 12s 后再移入孵育区进行培养，红外分光计连续监测培养瓶内 CO_2 的产生情况，通过 CO_2 水平的变化来判断有无微生物生长。

2. BacT/Alert 系统

该系统利用比色法原理进行检测。当把培养瓶放入检测单元的孔位后，发光二极管（LED）发射一束红光至瓶底的感应器，孔内的光电检测器每 10min 采集一次反射光并将光信号转换和放大，再传送至电脑系统进行判断。电脑软件产生一条基于 CO_2 和其他溶解培养基内的代谢产物生长曲线，通过复杂的数学运算（加速度、速率法、起始阈值法）分析判断阴性或阳性，对标本及时快速报警，BacT/Alert 微生物检测系统会比较 CO_2 及其他代谢产物的初始水平和由微生物生长引起的 CO_2 及其他代谢产物的生成速率，而不是用是否超过基值来检测，这样大大减少假阳性的产生。

培养瓶就在仪器内孵育，而且瓶子在不停地上下振荡，能促使微生物快速生长。系统可动态观察微生物的生长情况，当培养瓶内有 CO_2 产生时，瓶内的感应器的颜色会由浅灰色变为浅黄色，即使是微小的颜色变化也可被检测到，同时计算机荧屏上会显示其号码的标本瓶为阳性，还可给出声音报警。其工作原理如图 8-1 所示。

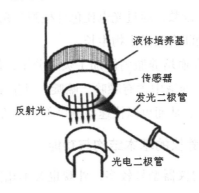

图 8-1　BacT/AJert 系统检测原理示意图

3. BACTEC 系统

该系统采用荧光增强法，连续检测培养瓶中 CO_2 的浓度变化。微生物在代谢过程中利用培养基内的养分，释放出 CO_2，改变感应器中的 pH 值，从而激活荧光物质发出荧光，荧光信号的强弱与 CO_2 的浓度成正比。仪器每隔 10min 将检测到的荧光信号经处理转变为各种参数，并绘制生物的生长曲线，最终判断阴性或阳性。

这个技术的特点是敏感性强，报告时间快，12～24h 就能培养出 90% 的阳性结果。其检测原理见图 8-2。

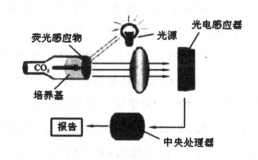

图 8-2　BACTF: C9000 系统检测原理示意图

4. Vital 系统

该系统采用均质荧光技术检测荧光衰减来判断有无细菌生长。在液体血培养瓶内含有发出荧光分子的物质，在孵育时，微生物生长代谢过程中产生的 H^+ 和其他带电荷的原子团，使荧光分子改变自身结构转变为无荧光的化合物，其荧光发生衰减，即荧光强度随着细菌的生长而降低。仪器每隔 15 min 读取一次荧光读数，通过光电比色计检测荧光衰减程度，并设有自动报警系统，可及时判断有无微生物生长。

由于该技术是在血培养瓶内添加了荧光分子，使其直接与标本中的微生物接触，另外该培养液中含有嘌呤、嘧啶、维生素及氨基酸等生长因子，确保了苛养菌的生长，从而可以快速检测培养瓶中的微生物的生长变化。

二、自动血培养仪的基本结构与功能

自动血培养仪的仪器型号较多，外观也各不相同，但工作原理相似的同类仪器其结构也基本相同。自动血培养仪主要由培养系统、检测系统和数据管理系统组成，培养系统由主机、计算机及其外围设备、配套试剂与器材等三部分组成，包括培养基、恒温装置和振荡培养装置。以目前临床应用较为广泛的第三代自动血培养仪为例对其基本结构及其功能进行简介。

(一) BacT/Alert 自动血培养系统

1. 培养瓶与真空采血器

为一次性无菌培养瓶，瓶内为负压，便于标本采集时依靠负压作用将血液直接引入培养瓶。真空采血器为一次性无菌塑料管，两端连无菌针头。

2. 培养系统

培养系统包括：主电源开关；显示屏 (显示培养瓶和系统信息，包括一个触摸屏便于操作者输入和选择参数)；条形码阅读器 (用于装入或卸去培养瓶时扫描条形码确认培养瓶)；键盘 (提供另一种输入方式，作为触摸屏或条形码阅读器输入失败时使用)；压缩驱动器 (允许将系统资料制成压缩资料磁盘)；内部温度监测器 (监测培养仪内部温度，预设温度为 35 ~ 37℃)；孵育箱 (每个孵育箱由标有 A、B、C 和 D 的抽屉组成，每个抽屉拥有 3 个架子，可容纳 60 个培养瓶)；瓶位 (装载并监测 BacT/Alert 培养瓶)；指示灯 (主灯、抽屉指示灯、单元指示灯) 以及各种所需接口。

3. 检测系统

自动监测和判断培养结果，采取增菌和监测两个环节同时进行，具有连续孵育功能，培养时间短，无需人工操作，提供温度失控报警。

4. 数据管理系统

数据管理系统主要由主机、监视器、键盘、条形码阅读器及打印机等组成，主要功能是收集并分析来自 BacT/Alert 血培养仪的数据，并将病人和培养瓶的资料存入数据库。

(二) BACTEC9000 系列自动血培养系统

BACTEC9000 系列全自动血培养仪由主机和联机电脑两部分组成。主机外部有电源开关、指示灯及显示器；内有 A、B、C 三个孵育架，每个孵育架共有 40 个瓶位，每个瓶位均有红、绿二色指示灯指示瓶位状况，瓶位底部有检测器检测荧光信号变化。主机门内贴有条形码面板。由两个培养系统 (70 mL 血培养瓶肉汤和 20 mL 儿童血培养瓶肉汤) 组成，具有快速、高效、易观察，并具有可初步鉴定病原菌的特点。

配套使用的培养瓶内提供微生物生长的各种营养物质，采用荧光增强原理，设定瓶位探测器检测与计算（时间间隔为每10min一次），并可根据运算结果提供生长曲线。根据可检测标本数量的不同分为9050、9120和9240三种型号，分别可检测50、120和240个标本。

（1）培养瓶 BACTEC9000 系统提供8种专用封闭式培养瓶。

（2）培养系统仪器的基本组成由转动体、键盘、条形码阅读器、液晶显示屏、计算机及外部接口等组成。用以装载并监测血培养瓶；确认培养瓶的信息；区分标本等。

（3）数据管理系统获取、整理、处理及分析来自培养系统的数据信息，以及将病人相关信息和培养瓶资料存入数据库，并进行管理。

三、自动血培养仪的性能特点

随着自动血培养仪的不断发展，其自动化及智能化越来越高，功能也更加强大，目前其具有以下性能特点：

（1）培养基营养丰富。针对不同微生物对营养和气体环境的要求不同，病人的年龄和体质差异较大及培养前是否使用抗生素三大因素，自动血培养仪不仅提供不同细菌繁殖所必需的营养成分，而且瓶内空间还充有合理的混合气体，无需外接气体。最大限度地检出所有阳性标本，降低假阴性率。

（2）以连续、恒温、振荡方式培养，细菌易于生长。

（3）培养瓶多采用不易碎材料制成并采用双条形码技术，既可提高使用的安全性，又可直接通过条形码阅读器查询到病人标本的生长曲线和检测结果。

（4）采用封闭式非侵入性的瓶外监测方式，避免标本间的交叉感染，且无放射性污染。

（5）自动连续监测。可缩短检测时间，保证阳性标本检测的快速、准确。

（6）阳性结果报告及时，并经打印显示或报警提示。85% 以上的阳性标本能在48 h 内被检出。

（7）培养瓶可随时放入培养系统，并进行追踪检测。

（8）数据处理功能较强。数据管理系统随时监测感应器的读数，依据数据的变化来判定标本的阳性或阴性，并可进行流行病学的统计分析。

(9) 设有内部质控系统, 保证仪器的正常运转。

(10) 检测范围广泛。不仅可进行血液标本的检测, 也可以用于临床上所有无菌体液, 如骨髓、胸腔积液、腹腔积液、脑脊液、关节液、穿刺液、心包积液等的细菌培养检测。

四、自动血培养仪的维护保养及常见故障排除

自动血液培养仪系统软件内含故障诊断功能, 当出现故障时仪器将自动报警, 在报警提示界面提示相应的报警代码, 此时操作者应给予及时处理。

(一) 维护保养

自动血培养仪是精密仪器, 应保持实验环境的干燥和洁净、适宜的温度和湿度; 计算机主机要保证良好散热; 应选用不间断电源 (UPS), 保证输出电压正常稳定, 并防止突然断电及通电对电子设备的损害。硬盘上的重要数据应定期备份保护。主机部分的维护和保养按照厂家要求进行。每年由厂家进行一次全面保养及检测。

(二) 常见故障排除

1. 温度异常 (过高或过低)

可能原因: 仪器门长时间打开或打开的次数太多; 仪器工作环境的温度太高或太低; 仪器的空气过滤器堵塞 (太脏)。如果仪器的温度计和温度显示器均指示温度过高或过低, 则仪器的加热元件、鼓风机及其电源可能有故障; 如果温度计和温度显示器不一致, 则电阻温度探测器 (RTD) 探头可能有故障。

排除方法: 缩短开门次数和时间; 清洁空气过滤器; 检查或更换相应部件。

2. 瓶孔被污染

培养仪瓶孔内的培养瓶破裂或泄漏。

排除方法: 按仪器要求及时进行清洁和消毒处理。

3. 数据管理系统与培养系统失去信息联系或不工作, 数据检测失败

可能原因: 数据管理系统与培养系统链接出了问题导致信息交流不畅;

系统软件或硬件出错。

排除方法：用户应作数据备份；必要时重新安装系统软件；或者重新培养。

4.仪器对测试中的培养瓶出现异常反应（仪器无法检测到一个已输入到该检测位置的培养瓶，这时系统将这些培养瓶归为"匿名瓶"）

可能原因：培养瓶已扫描但安放不当；没有遵守操作规程，未扫描条形码。

排除方法：用户扫描该瓶条形码，以解决故障；通过强制结束该检测孔培养协议解决故障。如果这一孔内的培养瓶已经被非法卸出，则可以不管这一信息；如果孔内还有培养瓶，则卸出此瓶，装入另一孔内，然后对前孔作质控；必要时联系厂商工程师。

5.马达转速异常（太快或太慢或不转）

可能原因：有异物进入机箱内；培养瓶安放不当，卡住仪器运动部件；转子皮带松动或脱落；仪器的马达或马达驱动电路有故障。

排除方法：检查并排除异物；检查培养瓶和转子皮带；检查、维修马达或马达驱动电路。

6.质控瓶失效报警

可能原因：质控瓶压盖脱落；质控瓶移位；质控瓶底面被污染或荧光探测器镜头被污染，故障表现为转子图标的某一圈会有封掉。

排除方法：检查质控瓶压盖及位置；用无水酒精清洁并用洗耳球吹干质控瓶底面或荧光探测器镜头，再观察30min，因为污染引起的报警将自动解除；也可通过互换质控瓶位置的方法来判断故障原因，如质控瓶失效则必须更换。

五、血培养仪的进展

从20世纪70年代至今，血培养技术的发展经历了观察指标从肉眼到放射性标记再到非放射性标记；操作从手工到半自动再到全自动；结果判断从终点检测到连续判读、能记录细菌生长曲线、一旦出现阳性结果可随时报告等几个阶段。至今已有三代血培养系统问世及使用，且性能还在不断地得到改进和完善。

随着生命科学和数码信息技术的飞速发展，将会研制生产出更加符合临床需要的血培养系统：其检出阳性准确率更高；同一台仪器能检出的微生物种类更广泛，如同时检出需氧菌、苛氧菌、厌氧菌、分枝杆菌和真菌等；灵敏度更高；污染率、假阳性率和假阴性率应降至最低；自动化和计算机的智能化程度更强，包括条形码识别功能、专家系统和便于网络化的数据分析和储存系统；体积更小，仅需极微量的血液样品即可检出所有的微生物，同时仪器和设备的单位体积也要大大减少；检验周期更短，工作效率更高；成本更低，对病人收费降低，结果报告更快；使血培养检查更容易被病人接受。

第二节 微生物自动鉴定及药敏分析系统

微生物自动鉴定及药敏分析系统在临床微生物实验室中的应用，为微生物检验工作者对病原微生物的快速诊断和药敏试验提供了有力工具。微生物自动鉴定及药敏分析系统的功能主要包括微生物鉴定（microbiological assay）、抗菌药物敏感性试验（antimicrobial susceptibility test,AST）及最低抑菌浓度（minimalinhibitory concentration,MIC）的测定等。

一、微生物自动鉴定及药敏分析系统工作原理

(一) 鉴定原理

微生物数码鉴定法的基本原理是指通过数学的编码技术将细菌的生化反应模式转换成数字模式，给每种细菌的反应模式赋予一组数码，建立数据库或编成检索本，通过对未知菌进行有关生化试验并将生化反应结果转换成数字(编码)，查阅检索本或数据库，得到细菌名称。其实质就是计算并比较数据库内每个细菌条目对系统中每个生化反应出现的频率总和，是由光电技术、电脑技术和细菌八进位制数码鉴定相结合的鉴定过程。

微生物自动鉴定系统的鉴定卡通常包括常规革兰氏阳(阴)性板和快速荧光革兰氏阳(阴)性板两种。常规革兰氏阳(阴)性板对各项生化反应结果(阴性或阳性)的判定是根据比浊法或比色法的原理，系统以各孔的反应值作为判断依据，组成数码并与数据库中已知分类单位相比较，获得最大相似度的系统鉴定值。随着电脑技术的进步，这一过程已变得非常容易。快速荧光革兰氏阳(阴)性板则根据荧光法原理，通过检测荧光底物的水解、荧光底物被利用后的 pH 值变化、特殊代谢产物的生成和某些代谢产物的生成率来进行菌种鉴定。

(二) 抗生素敏感性试验的检测原理

自动化抗生素敏感性试验使用药敏测试板(卡)进行测试，其实质是微

量肉汤稀释试验。药敏试验分析系统的基本原理是将抗生素微量稀释在条孔或条板中，加入菌悬液孵育后放入仪器或在仪器中直接孵育，仪器每隔一定时间自动测定细菌生长的浊度，或测定培养基中荧光指示剂的强度或荧光底物的水解，观察细菌的生长情况，得出待检菌在各浓度药物孔中的生长斜率，经回归分析得到最低抑菌浓度 MIC 值，并根据美国国家临床与实验室标准化委员会（NCCLS）标准得到相应敏感度：敏感"S（sensitive）"、中度敏感"MS（middle-sensitive）"和耐药"R（resistance）"。

药敏测试板分为常规测试板和快速荧光测试板两种，前者的检测原理为比浊法，如 Vitek 系统，在含有抗生素的培养基中，浊度的增加提示细菌生长，根据判断标准解释敏感或耐药；后者为荧光法，如 Sensititre 系统，在每一反应孔内加入荧光底物，若细菌生长，表面特异酶系统水解荧光底物，激发荧光，反之无荧光。以最低药物浓度仍无荧光产生的浓度为最低抑菌浓度。

二、微生物自动鉴定及药敏分析系统的基本结构与功能

（一）测试卡（板）

各种微生物自动鉴定及药敏分析系统均配有测试卡或测试板，它是系统的工作基础。各种不同的测试卡（板）具有不同的功能，最基本的测试卡（板）包括革兰氏阳性菌鉴定卡（板）−、革兰氏阴性菌鉴定卡（板）−、革兰氏阳性菌药敏试验卡（板）和革兰氏阴性菌药敏试验卡（板）。各测试卡（板）上都附有条形码，上机前经条形码扫描器扫描后可被系统识别，以防标本混淆。

1. 常规鉴定卡

根据比色法的原理对各项生化反应结果（阴性或阳性）进行判定。系统以各孔的反应值作为判断依据，组成数码并与数据库中已知分类单位相比较，获得相似系统鉴定值。

2. 快速荧光鉴定卡

根据荧光法鉴定原理，通过检测荧光底物的水解、荧光底物被利用后的 pH 值变化、特殊代谢产物的生成和某些代谢产物的生成率来进行菌种鉴定。

3. 常规测试卡

检测原理为比浊法，如 Vitek 系统，在含有抗生素的培养基中，浊度的增加提示细菌生长。

4. 快速荧光测试卡

检测原理为荧光法，如 Sensttitre 系统，在测定板底物中加入酶基质，使其与细菌产生的酶结合成荧光物质。

(二) 菌液接种器

绝大多数微生物自动鉴定及药敏分析系统都配有自动接种器，可分为真空接种器和活塞接种器两种，常用真空接种器。通常菌液接种器分为上、下两部分，上部分为封口器并有切割作用，下部分为真空充液接种装置。仪器一般都配有标准麦氏浓度比浊仪，操作时只需将稀释好的菌液放入比浊仪中确定浓度即可。

(三) 培养和监测系统

测试卡 (板) 接种菌液后即可放入孵箱 / 读数器中进行培养和监测。一般在测试卡 (板) 放入孵箱后，监测系统要对测试板进行一次初次扫描，并将各孔的检测数据自动储存起来作为以后读板结果的对照。监测系统每隔一定时间对每孔的透光度或荧光强度的变化进行检测。快速荧光测定系统可直接对荧光测试板各孔中荧光信号进行测定，并转换成电信号，数据管理系统将这些电信号转换成数码，与专家系统内的信息相比较，推断出菌种的类型及药敏结果。常规测试板则直接检测电信号，从干涉滤光片过滤的光通过光导纤维导入测试板上的各个测试孔，光敏二极管测定通过每个测试孔的光量，产生相应的电信号，最后经数据管理系统推断出菌种的类型及药敏结果。

(四) 数据管理系统

数据管理系统始终保持与孵箱 / 读数器、打印机的联络，控制孵箱温度、自动定时读数，负责数据的转换及分析处理。当反应完成时，计算机自动打印报告，并可进行菌种发生率、菌种分离率、抗生素耐药率等流行病学统计。有些仪器配有专家系统，可根据药敏试验的结果提示有何种耐药机制的存在，对药敏试验的结果进行"解释性"判读。

三、微生物自动鉴定及药敏分析系统的性能特点

（1）自动化程度较高，可自动加样、联机孵育、定时扫描、读数、分析、打印报告等。

（2）应用范围广，包括需氧菌、厌氧菌、真菌鉴定及细菌药物敏感试验、最低抑菌浓度（MIC）测定。采用微量肉汤对倍稀释法和专利的氧化还原指示剂，精确检测细菌真正的 MIC，为临床选用敏感抗生素及用药剂量提供参考。

（3）检测速度快，快速荧光测试板的鉴定时间一般为 2–4h，绝大多数细菌的鉴定可在 4–6h 内得出结果。常规测试板的鉴定时间一般为 18h 左右。

（4）系统具有较大的细菌资料库，鉴定细菌种类可达 100～700 种不等，有 25～50 多孔生化反应用于鉴定试验，可进行数十种甚至 100 多种不同抗生素的敏感性测试。并可进行产超广谱 Beta 内酰胺酶（ESBL）、耐万古霉素肠球菌（VRE）、庆大霉素高耐株（HLGR）、链霉素高耐株（HLAR）、耐甲氧西林葡萄球菌（MRSA）及产 Beta 内酰胺酶革兰氏阳性菌（BL）分析。

（5）使用一次性测试卡（板），可避免由于洗刷不洁而造成的人为误差。测试卡（板）的抗生素组合种类较多，便于临床实际应用选择。

（6）数据处理软件功能强大，可根据用户需要，自动对完成的鉴定样本及药敏试验作出统计和组成多种统计学报告，可随时调出统计学报告，为医院感染的控制及流行病学调查提供科学的依据。

（7）软件和测试卡（板）可不断升级更新，检测功能和数据统计功能不断增强，使设备功能不易老化。

（8）设有内部质控系统，可对仪器自动维护保养，保证仪器的正常运转。

四、微生物自动鉴定及药敏分析系统的维护保养

（1）严格按操作手册规定进行开、关机及各种操作，防止因程序错误造成设备损伤和信息丢失。

（2）定期清洁比浊仪、真空接种器、封口器、读数器及各种传感器，避免由于灰尘而影响判断的正确性。

（3）定期对比浊仪进行校正；用美国微生物菌株保藏中心（ATCC）标准菌株检测各种测试卡，并做好质控记录。

（4）建立仪器使用以及故障和维修记录，详细记录每次使用情况和故障的时间、内容、性质、原因和解决办法。

（5）定期由工程师做全面保养，排除故障隐患。

五、常见的微生物自动鉴定及药敏分析系统

（一）VITEK 系统

VITEK 系统由计算机主机、孵育箱 / 读取器、接种器 / 封口机、打印机等组成。对细菌的鉴定以每种细菌的微量生化反应为基础，不同种类的 VITEK 测试卡（检测卡）含有多种的生化反应孔，每张卡上有 30 项生化反应。将手工分离的待检菌的纯菌落制成符合一定浊度要求的菌悬液。经接种器将菌悬液注入测试卡内，封口后放人读数器 / 恒温培养箱中。监测测试卡各生化反应孔中的生长变化情况，由计算机控制的读数器按光学扫描原理，每隔 lh 进行光扫描，测定各生化反应孔底物中指示剂的显色（或浊度反应），并读数一次，然后把读数信息输入电脑储存并进行分析，再和预定的阈值进行比较，来判断反应的结果。将所得的生物数码与菌种数据库标准菌的生物模型相比较，得到相似系统鉴定值。显示器自动报告结果并打印。

该系统可鉴定 405 种细菌。其中革兰氏阳性菌鉴定卡可鉴定凝固酶阳性和阴性的葡萄球菌、肠球菌、草绿色和溶血性链球菌、棒状杆菌属以及李斯特氏菌属和丹毒丝菌等 51 种；革兰氏阴性菌鉴定卡可鉴定肠杆菌科、弧菌科和非发酵菌等 116 种；非发酵菌卡（NFC）可鉴定不动杆菌、气单胞菌、产碱杆菌、假单胞菌、弧菌等 42 种；酵母菌卡（YBC）可鉴定假丝酵母（念珠菌）、隐球菌、地霉、丝孢酵母、红酵母等 34 种；厌氧菌卡（ANI）可鉴定放线菌、拟杆菌、梭杆菌、乳杆菌、真杆菌、梭菌、消化链球菌等 94 种；芽孢杆菌卡（BAC）可鉴定芽孢杆菌等 21 种；奈瑟氏菌嗜血杆菌卡（NHI）可鉴定奈瑟氏菌、嗜血杆菌、金氏菌、摩拉氏菌、布兰汉氏菌等 47 种。药敏卡可以进行 70 多种药物的敏感试验，每种卡有 50 多种药物组合。根据细菌耐药规律而设定的专家系统，可帮助校正结果。对于专家系统提示的不可能的或极少见的耐药表型应予以充分重视，需采用确认试验重新鉴定。如对万古霉素耐药的金黄色葡萄球菌，对亚胺培南耐药的肠杆菌，对青霉素耐药的 β 溶血性链球菌等。

(二) MicroScan Walk/Away 系统

MicroScan Walk/Away 系统由主机、真空加样器、孵育箱/读取器、计算机、打印机等组成。系统除采用传统比色分析法外，同时采用敏感度极高的快速荧光测定技术来检测细菌胞外酶。测试板放人孵育箱后，在 20 min–3 h 内（由测试板的型号决定）系统对测试板进行一次初读，初读结果将作为以后读板结果的对照。测试板经适当的孵育后，有些测试孔需添加试剂，有些检测系统会自动添加，并延长孵育的时间，一般为 5–30 min。通过荧光法测定的测试板不需添加试剂，孵育完成后，可立即读板并将各孔的检测数据自动储存起来。

系统鉴定板有普通板和快速板两种，普通板获得结果需要 16~18h，快速板测定只需 2~3.5h。系统采用 8 进制计算法分别将 28 个生化反应转换成 8 位生物数码。该系统有 8 种鉴定反应板，可鉴定包括革兰氏阴性菌、革兰氏阳性菌、厌氧菌、酵母菌、嗜血杆菌和奈瑟菌等在内的近 800 种细菌。药敏试验为直接法，可以不依赖细菌鉴定的结果而直接得到 MIC 的结果，这样当细菌暂时未鉴定出来时，实验室仍然可以为临床提供该未知菌的药敏结果，从而指导临床用药。

(三) PHOENIX 系统

PHOENIX 全自动快速细菌鉴定/药敏分析系统是专业设计应用于临床微生物实验室的全自动设备。硬件包括主机和比浊仪；软件包括微生物专家系统和微生物实验室专业数据管理系统。鉴定试验采用荧光增强技术与生化酶、底物显色反应相结合的原理，使鉴定试验更加快速、灵敏、准确。药敏试验采用传统的比浊法和比色法双重标准，使药敏报告更加准确快速。可同时检测 100 份鉴定/药敏标本，总标本量为 200 份。可鉴定革兰氏阳性菌 112 种，革兰氏阴性菌 158 种，药敏试验可根据用户需要灵活配伍，提供 98 种抗生素选择。革兰氏阳性菌鉴定时间仅需 4h 时，准确度为 91-95%，革兰氏阴性菌鉴定时间仅需 3 h，准确度为 91-95%。MIC 值通过荧光增强技术测定，可同时进行 17 种抗生素 5 种浓度或 28 种抗生素 3 种浓度的 MIC 药敏试验。药物的 MIC 药敏试验革兰氏阴性菌 90% 在 5h 内完成，革兰氏阳性菌 80% 在 6h 内完成，95% 在 10h 内完成，准确度为 95%，无需附加实验。

（四）SENSITITRE ARIS 系统

SENSITITRE ARIS 系统由计算机主机、孵育箱／读数仪、全自动加样器等组成，系统采用传统生化反应，8 进位数码鉴定及荧光分析相结合进行检测。荧光分析是用荧光标记细菌表面特异酶的底物，经细菌水解底物产生荧光判断结果，不同的细菌作用于不同的底物，激发出不同强度的荧光，即可鉴定不同的细菌。该系统最先使用荧光快速分析技术，可鉴定细菌 180 种。数据库含 500 种细菌的数据，可对 200 种抗生素进行分析。MIC 测定原理采用 NCCLS 推荐改良的微量肉汤稀释 2-8 点，在每一反应孔内加入荧光底物，若细菌生长，表面特异酶系统水解荧光底物，激发荧光，反之则无荧光。鉴定／药敏分析时间明显缩短，结果更准确。

（五）Biolog 微生物鉴定系统

Biolog 微生物鉴定系统由计算机主机、孵育箱／读数仪、浊度仪及数据库等组成。利用微生物对不同碳源（可达到 95 种不同的含碳的底物）代谢率的差异，针对每一类微生物筛选 95 种不同碳源，配合四唑类显色物质，固定于 96 孔板上（A1 孔为阴性对照），接种菌悬液后培养一定时间，通过检测微生物细胞利用不同碳源进行新陈代谢过程中产生的氧化还原酶与显色物质发生反应而导致的颜色变化（吸光度）以及由于微生物生长造成的浊度差异（浊度），与标准菌株数据库进行比对，即可得出最终鉴定结果。所能鉴定的微生物几乎覆盖所有重要的与人类、动物、植物相关的微生物，被广泛应用于各种与微生物相关的领域中。

六、微生物自动鉴定及药敏分析系统的进展

微生物鉴定的自动化技术近十几年得到了快速发展。数码分类技术集数学、计算机、信息及自动化分析为一体，采用商品化和标准化的配套微生物鉴定和抗生素敏感试验卡或条板，可快速准确地对临床数百种常见致病菌进行自动分析鉴定和药敏试验。目前微生物自动鉴定及药敏分析系统已在世界范围内的临床实验室中广泛应用。

早在 20 世纪 70 年代，一些国外公司就研究出借助生物信息编码鉴定细菌的新方法。这些技术的应用，为医学微生物检验工作提供了一个简便、科

学的细菌鉴定程序，大大提高了细菌鉴定的准确性。微生物自动鉴定及药敏分析系统的发展顺应了临床的新需要。从半自动检测仪到目前的全自动快速检测系统，可鉴定的微生物种类和范围不断扩大，鉴定速度越来越快，自动化程度也越来越高，且促进了实验室内和实验室间的标准化。特别是近年来推出的一些新型检测仪中，在细菌鉴定、细菌药物敏感性试验及 MIC 等的测定中加入了专家系统，即把临床微生物和抗生素耐药性方面卓有成效的一流专家的经验，编成一条条规则的软件，对细菌的鉴定和药敏结果进行准确、高效的分析，实现了分析结果标准化、自动化。现代微生物自动鉴定及药敏分析系统以分子生物学为基础，充分利用了质粒分析、核酸杂交、色谱分析、PCR 及 DNA 指纹等技术进行攻坚，此方面的难题不断被攻破。可以预测，未来理想的微生物自动鉴定及药敏分析系统检测速度更快；检测的准确率和敏感性更高；自动化和智能化程度更强；可鉴定的细菌种类及药敏试验种类更多；检测成本更低；在耐药基因方面，对已发现的耐药基因如 ESBL、VRE、HLAR、MRSA、HLGR、BL 进一步加强监控，同时在发现新的耐药基因和克服耐药方面的研究中会得到更大的帮助。相信随着生命科学和计算机技术的进步，新一代更适合临床微生物检测鉴定以及药物敏感性分析的自动化仪器将不断涌现。

第九章 免疫检测仪器

现代免疫分析技术主要分为非标记免疫分析和标记免疫分析两大类，前者以免疫比浊分析为代表，通过比浊测定对免疫复合物进行定量分析；后者将免疫反应和标记技术相结合，逐渐发展成为酶免疫分析、放射免疫分析、发光免疫分析、时间分辨荧光免疫分析等技术。

第一节 酶免疫分析仪

一、酶免疫分析仪发展概述

酶免疫分析（enzyme immunoassay,EIA）以酶标记抗原或抗体作为示踪物，发生免疫反应后，由免疫复合物上高活性的酶催化底物显色来达到定性、定量分析的目的。这种标记免疫分析技术最早于 1966 年由美国和法国学者同时报道建立。因其特异而敏感、操作简便快速、试剂稳定、应用广泛，成为目前诊断感染性疾病、肿瘤和内分泌紊乱等疾病的主导检测技术。酶免疫分析分为均相酶免疫分析和非均相酶免疫分析。在非均相酶免疫分析中，以固相载体吸附试剂抗原（或抗体），在抗原抗体反应平衡后通过洗涤方式来分离未结合的游离标记物，这种固相酶免疫测定方法又称为酶联免疫吸附测定（ELISA）。大多数酶免疫分析仪器的工作原理都基于 ELISA 技术。近年来，酶免疫分析技术飞速发展。20 世纪 80 年代初普通的酶免疫分析测定仪，即酶标仪商品问世。我国于 1981 年也生产出第一台酶标仪（510 型酶标比色计）。最初的酶标仪是一种用于微孔板比色测定的光电比色计，经过不断改进，如今已发展为自动化、高效率、高精密度的测定仪。在酶标仪问世前，甚至在问世后的 10 多年间，临床实验室曾经历过依靠肉眼观察有无显色，判读 ELISA 检验结果的年代，直至 20 世纪 90 年代，酶标仪才逐渐在医院和血站临床实验室广泛投入使用。至 90 年代后期，随着 ELISA 测定技术的应用和发展，国外陆续研发出具有各种各样功能的新型酶免疫分析仪，使酶免疫分析仪从单一的比色读板功能发展成为集多种功能为一体的全自动酶免疫分析仪，实现了一台机器可将 ELISA 实验从加样、孵育、洗涤、振荡、比色到定性或定量分析的各个步骤都根据用户事先设计的程序自动进行、直至最后完成报告存储与打印。根据全自动酶免疫分析仪发展进程中所能达到的基本技术特征可将其分为三代产品。第一代全自动酶免分析仪，实现了单 / 多针加样系统与酶标板处理系统一体化，但多数微孔板的孵育位置少于 4 块板。第二代全自动酶免分析仪为非多任务和单一轨道，但由于不能同时处理两种过程（如洗板的同时，不能加试剂等），因此，其工作任务表（或时间管理器 TMS）的"堵车"现象仍无法避免，试验完成时间延长。第三代全自动酶免分析系统的基本特征是采用多任务、多通道，完全实现平行过程处理。

二、酶免疫分析仪的工作原理及结构

酶免疫分析仪的基本工作原理就是分光光度法。根据固相支持物的类型（如微孔板、试管、小珠、磁微粒等）和仪器结构、自动化程度的不同，酶免疫分析仪可分为微孔板固相酶免疫分析仪（简称酶免疫分析仪、酶标仪）、全自动微孔板酶免疫分析仪、管式固相酶免疫分析仪、小珠固相酶免疫分析仪和磁微粒固相酶免疫分析仪等。近年来随着医学科技的高速发展，已有各种高自动化、高智能型、分体组合式的酶免疫检测系统应用于临床，以满足临床检验领域对提高工作效率和质量控制的要求。

（一）酶标仪

酶标仪也称 ELISA 测读仪。其工作原理与主要结构和光电比色计或分光光度计几乎完全相同。其结构主要包括光学系统、信号检测系统、机械控制系统、数据处理单元四个部分。酶标仪的工作原理见图 9-1。

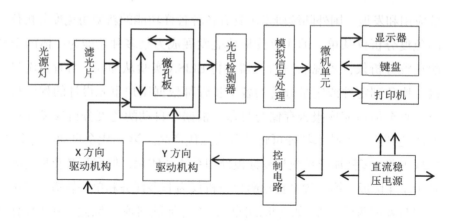

图 9-1　酶标仪工作原理框图

光源发出复合光，经过单色器（滤光片或光栅）变成单色光，垂直通过塑料微孔板中的待测溶液，到达光电检测器（也有部分酶标仪采用后分光光路，光源发出的复合光直接垂直通过微孔板后，再通过单色器分光到达光电检测器）。光电检测器将待测溶液的透过光信号转变成电信号，经前置放大、对数放大、模数转换等处理后，送入微处理器进行数据处理和计算，最后将测试结果显示、打印出来。现在大部分的酶标仪还加上了判读系统和软件操作分析系统等，可进行资料录入、结果计算、信息储存和质控管理等操作分析，在各类实验室中广泛应用。

酶标仪与普通光电比色计或分光光度计的不同之处在于：酶标仪中待测溶液的容器不是比色皿，而是聚乙烯微孔板上的塑料微孔；测量时光束垂直透过微孔中的待测溶液；通常采用光密度 OD 来表示吸光度。酶标仪使用滤光片或单色器获取单色光，可以使用单波长或双波长测量方式。双波长测量可以提高分析检测的抗干扰能力。仪器有单通道和多通道两种类型，临床常用的为多通道型，是利用光导纤维实现的。仪器通常设置 8 条光束、8 个光电检测器和 8 个放大器，形成 8 个检测通道，有的仪器采用 12 个检测通道。也可以配置多通道的洗板机，可大大提高标本处理能力和分析速度。

（二）全自动酶免疫分析系统

全自动酶免疫分析系统于 20 世纪 90 年代末问世，在大批量标本的检测中，可大大提高工作效率和检测的精密度、准确度、线性和稳定性等。其主要特点是多任务、多通道，完全实现平行过程处理。有的仪器在硬件上采用了综合模块化设计，广泛采用液体水平检测、体积与重量传感、光学位置传感等技术实现了真正全过程控制，特别是专利的洗板液体传感器，确保了最佳洗板效果。各个厂家生产的板式 ELISA 试剂种类繁多，但均采用规格统一的 96（8×12）孔微孔板，因此板式 ELISA 自动分析仪均为"开放式"的，即各厂家的试剂产品均可通用，给临床检验使用带来很大方便。

微孔板式全自动酶免疫分析仪是在酶标仪的基础上，加上加样系统、温育系统、洗板系统、机械臂系统、液路动力系统、软件控制系统等组成，这些系统既独立又紧密联系。加样系统负责样品和试剂的分配，具有自动液面感应、自动清洗功能，加样针有固定加样针和一次性加样头两种类型，有的仪器也采用双加样系统；温育系统温度可控，振荡孵育模式可调，可同时孵育多块微孔板；洗板系统采用 8 针或 12 针洗板头，工作中注液量自动检测、堵针自动报警、洗板参数可调、残液量小；机械臂系统可实现酶标板在各系统间传递，保证前、后处理无缝连接；软件控制系统支持分析结果的综合判断、结果汇总及实验室管理功能。

(三) 微粒固相酶免疫测定仪

用微粒作为固相与液相的分离较为困难，一般需经过复杂的离心步骤。美国生产的自动酶免疫分析仪应用聚苯乙烯微粒（颗粒直径 0.47μm）作为固相支持物，特异抗体或抗原包被在微粒上。第一次抗原抗体反应后，将反应液通过特制的玻璃纤维膜，聚苯乙烯微粒吸附在玻璃纤维膜上，液体则通过膜滤出。以后的反应在膜上进行，用过滤方式洗涤。标记酶为碱性磷酸酶，底物为 4—甲基伞形酮磷酸酯，酶催化底物产生荧光，反应后进行荧光测定。

(四) 磁微粒固相酶免疫测定仪

磁微粒可用磁铁吸引与液相分离，是免疫测定中较为理想的固相载体，现已广泛应用于各种固相免疫测定中。瑞士出品的磁微粒固相酶免疫测定系统，由分光光度测读仪、磁铁板和试剂三部分组成。试剂包括抗异硫氰酸荧光素（FITC）抗体、特异抗体或抗原包被的磁微粒（颗粒直径 11μm）、FITC结合的特异抗体或抗原、碱性磷酸酶标记的特异抗体或抗原及底物酚肽磷酸酯。其应用的抗 FITC 抗体是与亲和素—生物素原理相同的间接包被系统，反应模式与电化学发光免疫测定亦相似。反应在试管中进行，反应结束后将试管架放在磁铁板上，磁微粒被磁铁吸引至管底，完成固相与液相的分离。酶作用后反应液呈粉红色。

三、酶免疫分析仪的性能评价与维护保养

(一) 酶免疫分析仪的性能评价

酶免疫分析仪在临床实验室中广泛应用，品牌多、更新快。如何评价仪器的性能、提高质量控制水平，为实验室选购合适的仪器及试剂提供科学的数据，需要有一套对不同酶免疫分析仪的性能和方法进行评价的指标，具体指标包括如下几类。

1. 滤光片波长精度检查

滤光片波长精度是衡量酶标仪的重要参数之一。用高精度紫外可见分光光度计（波长精度±0.3 nm）对不同波长的滤光片或光栅进行光谱扫描，检测值与标定值之差即为波长精度，其差值越接近于零且峰值越大表示单色元件的质量越好。

2. 灵敏度和准确度

影响仪器灵敏度和准确度的主要因素是单色元件的波长精度和检测器的质量。在对滤光片或光栅进行检定后，还应定期采用标准物质溶液对仪器检测器的质量进行监测。在一定条件下评价仪器的灵敏度，测定微孔中的重铬酸钾标准溶液，其吸光度 A 应 ≥ 0.01；评价准确度，测定微孔中的对硝基苯酚标准溶液，其吸光度 A 应在 0.4 左右。

3. 通道差与孔间差检测

多通道型仪器需要进行通道差检测，以考察不同检测通道的一致性，评价源自仪器内部的系统误差。通道差的大小可用极差值或通道间差异率来表示，极差值与通道间差异率越小，同一样品于不同通道检测结果的一致性越好。一般要求通道间差异率 ≤ 1.5%。

孔间差用以评价 ELISA 分析试剂的质量，特别是不同厂家、不同批号的酶标板之间的质量差异，这对于试剂的选择和质量控制管理具有指导意义。操作时在同一通道上，对同一批次酶标板条（8 条共 96 孔）分别加入甲基橙溶液进行双波长检测，其误差大小用 ±1.96s 衡量。

4. 精密度评价

为使酶免疫分析仪检测结果准确、可靠，应定期考察仪器的精密度。每个通道用三个不同浓度的甲基橙溶液进行双波长测定，每个浓度作双份平行检测，每日测定两次，连续测定20天。分别计算批内精密度、日内批间精密度、日间精密度和总精密度及相应的变异系数值，以综合评价酶免疫分析仪及分析方法的质量。

5. 双波长评价

取同一厂家、同一批号酶标板条进行检测，计算单波长和双波长测定结果的均值、离散度，比较各组之间是否具有统计学差异，以考察双波长清除干扰因素的效果。

此外，还有仪器的零点飘移、线性测定等指标。

(二) 酶免疫分析仪的维护保养

酶免疫分析仪是精密分析仪器，为了保证仪器具有持续的稳定性和准确性，应按照要求做好仪器的清洁、易损部件的检查和及时更换、光学性能的检查和校正等常规维护保养工作。

1. 日常维护

①保持仪器工作环境的清洁，尽可能无灰尘；②保持仪器清洁，用中性清洁剂和湿布擦拭仪器外壳和内部样品盘、微孔板托架；③保持光学系统的清洁，避免任何液体流入仪器内部，不要用手触摸透镜表面、滤光片和光电检测器；④保持加样针清洁，执行清洁程序，如加样针外壁有蛋白沉积，需手动清洁加样针；⑤清洁洗液管路及洗板机头。

2. 易损部件的更换

①酶免疫分析仪在临床上使用频率高，一些易损部件的损坏率也较高，如放微孔板的卡夹、滑槽、滤光片轮和光源灯等，均应定期检查和及时更换；②定期检查管路有无泄漏或破损，及时更换老化的管道。

3. 光学性能的维持

酶免疫分析仪光学性能的维持是维护保养的重点。注意防潮、防止滤光片霉变；定期进行有关光学性能指标的检查，或者委托有资质的计量测试单位检定并出具合格证书。

(三) 酶免疫分析仪的常见故障排除

全自动酶免疫分析仪通常都配备有故障检测系统，当出现故障时，仪器显示屏能提示故障部位和故障代码，通常参照说明书可以找到故障原因和处理办法。了解酶免疫分析仪常见故障发生的原因并能及时地排除故障，不仅可以保证临床检验工作的顺利进行，也有利于延长仪器的使用寿命。

1. 加样针故障及排除

加样针无法吸液并报错，可能原因：加样针吸入纤维蛋白凝块或者加样针插入真空管的分离胶导致管道堵塞。

排除方法：可取下加样针，对加样针进行物理清通，再用去蛋白液浸泡。为了防止针堵塞的再次发生，可将待检血液放置于37℃水浴中，待纤维蛋白完全析出后再分离血清，并将血清转移至空试管中进行检测。

2. 洗板机或洗板单元故障及排除

注液和吸液管道不通畅，可能原因：标本中纤维蛋白、洗涤液结晶或洗涤液中的漂浮物使洗板头堵塞。

排除方法：取下洗板头，在洗板头注液和吸液口施加压力冲洗，必要时可用针头挑出纤维蛋白块或结晶，或将洗板头浸泡在 0.67mol/L 的次氯酸钠溶液中 30 min 以上。

3. 冲洗针卡住酶标板

冲洗针卡住酶标板导致酶标板架不能正常运动，可能原因：将不同项目的酶标板条放在一个酶标板架上，各项目酶标板条放置高低不平造成卡针。支持洗液针升降的弹簧老化，弹力不足。

排除方法：应暂停洗板，用力将高出的板孔压平；更换弹簧。

第二节　发光免疫分析仪

发光免疫分析法（luminescence immunoassay,LIA）是一种将发光反应和免疫反应相结合的标记免疫分析方法，即通过检测发光信号来定量检测抗原或抗体。相对于酶免疫分析和放射免疫分析，发光免疫分析法采用微量倍增技术具有明显的优越性。其敏感度高，特异性好，达到甚至超过放射免疫分析；精密度和准确性与放射免疫分析相当；试剂稳定性好，无放射性污染；测定耗时短，检测快速；能检测的项目多，从传统的蛋白质、激素、酶、药物乃至核酸探针均可检测。因此，发光免疫测定是目前免疫学检验最有前途的一种标记免疫分析技术。

一、发光免疫分析仪的工作原理与基本结构

化学发光利用化学反应中所释放出的大量自由能而产生激发态的中间体，当其回到稳定的基态时，同时发射出光子，利用检测仪器检测发光信号（或发出的光量子数）。化学发光反应的发光强度依赖于化学发光的反应速度，而反应速度又依赖于反应物浓度。因此，可以通过检测化学发光强度来测定反应物浓度，这成为化学发光免疫分析仪检测抗原、抗体或相关物质的依据。

发光免疫分析法根据示踪物检测方法的不同分为荧光免疫分析、化学发光免疫分析及电化学发光免疫分析三大类；根据发光反应的体系和标记方法不同，分为化学发光免疫分析、微粒子化学发光免疫分析、电化学发光免疫分析、化学发光酶免疫分析和生物发光免疫分析等。

目前临床常用的发光免疫分析仪有全自动微粒子化学发光免疫分析仪和全自动电化学发光免疫分析仪。

(一) 全自动微粒子化学发光免疫分析仪

1. 仪器测定原理

小分子抗原物质测定采用竞争法，大分子抗原物质测定采用夹心法。

夹心法是将包被单克隆抗体的顺磁性微粒、碱性磷酸酶标记的抗体和待测标本抗原一起加入反应管中，反应管进入孵育带中进行孵育，形成磁微粒包被抗体—抗原—酶标记抗体复合物。然后反应管被传送到磁性分离区域进行 2-3 次洗涤，去除未结合的酶标记抗体。加入底物 3-（2'-螺旋金刚烷）-4-甲氧基 -4-（3'-磷酰氧基）- 苯基 -l，2- 环二氧乙烷（AMPPD），AMPPD 被复合物上的碱性磷酸酶催化水解生成中等稳定的中间体，中间体进一步裂解为一分子的金刚烷酮和一分子激发态的间氧苯甲酸甲酯阴离子，激发态的间氧苯甲酸甲酯阴离子回到基态时发出波长为 470nm 的光，并可持续较长时间。通过检测仪器的光量子阅读系统记录发光强度，对照仪器中储存的多点定标曲线中所描述的光量子与待测抗原标准品的对应关系，计算出待测抗原的浓度。

2. 仪器的基本结构及相应功能

全自动微粒子化学发光免疫分析仪主要由主机和微机两部分组成。主机包括转盘模块、主探针模块、分析模块、电路模块和液路模块。

（1）转盘模块主要执行样品管与试剂瓶的识别和转运功能，包括样品转盘、试管探测器、试剂转盘和内置条形码阅读器。

（2）主探针模块主要执行加样、加液、清洗和混匀功能。包括主探针导轨、主探针、精密度泵和超声波发生器。机内配置的超声波自动探针清洗和混匀技术，可控制交叉污染、保证试剂和反应液的充分高效混匀。

（3）分析模块主要执行免疫反应和发光反应检测功能。反应管装载器和检测转盘负责反应管的加载和传送，传送过程中经过孵育带加热，让化学反应充分进行，然后进入光电传感仓由光电传感器将光信号转变为电信号。

（4）电路模块主要功能是提供电源、与微机及外围设备连接通讯，信号传感，电机运转控制与超声控制。包括硬盘驱动器、各种电路板和电源等。

（5）液路模块主要功能是转运基质液、去离子水与清洗液，将废液从真空瓶排到机外废液瓶中。包括探针冲洗塔、清洗泵、真空泵、蠕动泵、基质液泵、废液罐和清洗臂。

主机的运行由微机控制，微机还具有数据处理、故障诊断以及仪器运行状态监控等功能。

(二) 全自动电化学发光免疫分析仪

电化学发光免疫分析技术是电化学发光和免疫测定相结合的技术，是一种在电极表面由电化学引发的特异性化学发光反应，实际上包括了电化学和化学发光两个过程。全自动电化学发光免疫分析仪是在普通免疫分析技术的基础上，引入了电化学发光标记技术和链霉亲和素—生物素包被技术的检测分析系统。

1. 仪器的测定原理

分析仪将待测标本、包被有链霉亲和素的顺磁性微粒、含有抗体的生物素试剂以及发光剂标记的抗体加在反应杯中共同温育，形成磁性微粒包被抗体—抗原—发光剂标记抗体复合物。将上述复合物吸入流动室，同时用三丙胺（TPA）缓冲液冲洗。当磁性微粒流经电极表面时，被电极下的磁铁吸引住，而游离的发光剂标记抗体被分离。给电极加电压，启动电化学发光反应，使发光试剂标记物三联吡啶钌 $[Ru(bpy)_3]^{2+}$ 和 TPA 在电极表面进行电子转移，产生电化学发光，光的强度与待测抗原的浓度成正比。

2. 仪器的基本结构

仪器主要由加样与加液系统、温育反应系统、电化学检测系统及计算机控制系统组成。

(1) 加样与加液系统：主要执行样品与试剂的装载与加注，包括样品盘、试剂仓、S/R 针 (样品 / 试剂针)、微珠混匀器、冲洗台。

(2) 温育反应系统：负责反应杯的转移和温育，包括移液台、机械抓手、恒温器、孵育池。

(3) 电化学检测系统：负责电化学发光信号的检测，包括光学系统、电极板、流动检测池。

(4) 计算机控制系统：负责数据处理和控制机械装置的运转。

二、发光免疫分析仪的维护保养与常见故障排除

(一) 全自动微粒子化学发光免疫分析仪

1. 仪器的维护保养

每日检查系统温度、系统耗材、废液罐状态，擦拭基质针、吸液针外壁，运行冲洗基质程序、清洗针程序。每周检查主探针导轨，清洁仪器外

表，运行特殊清洗程序。定期清洗反应管检测器，手工清洗吸液针内壁。

2. 仪器常见故障及排除

（1）光电传感器故障。光电传感器负责将反应管发出的光信号转变为电信号。

故障表现：光电传感器不能检测到反应管，仪器无法进行正常工作。

产生原因：①传感器沾染灰尘；②两个反应管计数器的工作电压不正常；③传感器损坏。

处理方法：针对光电传感器的污染，可用无水酒精轻轻擦拭光电传感器，做系统初始化即可排除故障；若不能排除故障，可调节反应管计数器的工作电压；如果仍然不能解决，可更换光电传感器。

（2）真空压力报错故障及排除。

故障表现：仪器无法将废液由真空瓶排入机外废液灌，真空压力测试结果异常。

产生原因：①真空压力传感器故障；②真空泵工作异常；③真空阀内部污浊；④真空环路中存在泄漏现象。

处理方法：可借助真空压力测试程序来发现和处理真空压力报错故障，基本原则是从简单到复杂逐一排除。

（3）主探针故障及排除。

故障表现：主移液器压力传感异常，在分配液体时压力过高。

产生原因：主探针部分阻塞。

处理方法：检查和紧固主移液器与精度泵阀之间的接口处以及歧管的所有液流接口；运行特殊清洁程序清洗主探头管道，若效果不理想，可取下主探头，用合适的细钢丝疏通（手法要轻柔，不能使主探针弯折），再用注射器吸取生理盐水反复冲洗主探针内部，重新装上主探头或更换主探头。

（二）全自动电化学发光免疫分析仪

1. 仪器的维护保养

仪器所处环境要求温度 5~30℃，湿度 30%~80%，避免日光照射，远离辐射干扰。开机前应开启试剂瓶，填充样品杯和反应管，清理液体和固体废物，补充清洗液和去离子水。每日清洗 S/R 针、清洗搅拌针和 Sipper 针。

定期清洗检测池、冲洗站，擦拭孵育器。定期冲洗液路管道。

2.仪器常见故障及排除

(1)S/R针故障及排除。

主要表现：S/R针无法感应液面并报警。

可能原因：标本处理不当；试剂瓶中有气泡；针内有结晶或针芯堵塞；液面感应电压异常；S/R针损坏。

处理方法：检测前，正确处理样品和试剂；用酒精擦拭S/R针外表面，运行程序灌注清洗S/R针；检查和调整S/R针带吸头和不带吸头时的液面感应电压；若不能修复需更换S/R针。

(2)机械抓手故障(抓杯异常)及排除。

可能原因：抓手机械故障、传感器故障或供电异常。

处理方法：清洁孵育台，做系统复位；如不能解决，打开抓手螺线管部分，手动打开螺线管抓头，排除机械故障；运行传感器检查程序，模拟运行抓杯，判断有无传感器异常；检查抓手供电线路，排除电缆供电故障。

三、发光免疫分析仪的临床应用

发光免疫分析法灵敏度高，线性范围宽，除了常规免疫学指标以外，还可实现超微量物质的检测，在临床上的应用越来越广泛。

(1)激素的检测：如甲状腺激素、性腺激素、胰岛素、皮质醇等。

(2)心肌损伤标志物的检测：如肌酸激酶-MB、肌钙蛋白、肌红蛋白等。

(3)贫血的检测：如叶酸、维生素B_{12}、铁蛋白等。

(4)骨代谢相关标志物的检测：如骨胶原酶、β-胶原降解产物、N-Osteocalcin、PTH及PINP等。

(5)自身抗体的检测：如甲状腺球蛋白抗体(TGAb)、甲状腺微粒体抗体(TMAb)、促甲状腺激素受体抗体(TRAb)、抗DNA抗体、抗胰岛素抗体(IAA)等。

(6)治疗药物浓度监测：如地高辛、卡马西平等多种药物的监测。

(7)还有肿瘤标志物和感染性疾病、术前筛查指标等。

第三节 免疫比浊分析仪

免疫比浊分析仪（immunoturbidimetric analyzer）利用浊度计测定抗原—抗体复合物微粒产生的浊度变化，从而对抗原或抗体进行定量分析。与标记免疫分析技术如酶免疫分析、发光免疫分析相比，免疫比浊分析具有校正曲线稳定，检测简便、快速的优点，并且易于实现自动化分析。免疫比浊分析方法已常规运用于临床特种蛋白质的检测，相应的免疫比浊分析仪已广泛应用于国内各级医院，成为临床免疫检测的重要手段之一。

一、免疫比浊检测的基本原理

抗原与抗体在特定条件下快速形成抗原—抗体复合物，难溶的大分子复合物在液相中产生浊度，光线通过免疫复合物时，待测溶液透射光或散射光产生相应的变化。通过测定溶液透射光减弱的程度，或者免疫复合物对光的散射程度，可以用来定量检测抗原或抗体。

免疫比浊检测分析可分为透射免疫比浊测定和散射免疫比浊测定两种。

（一）透射免疫比浊测定

透射免疫比浊测定可分为透射免疫比浊测定和胶乳增强免疫比浊测定。

1. 透射免疫比浊测定原理

抗原、抗体在缓冲液中快速形成抗原—抗体复合物，使反应液出现浊度。当反应液中保持抗体过剩时，形成的复合物随抗原增加而增加，反应液的浊度亦随之增加。使用比浊仪测定，与一系列标准品对照，便可计算出未知抗原或抗体的含量。受抗原—抗体复合物分子大小、数量，检测仪的灵敏度、标本基质效应等因素的影响，透射免疫比浊测定方法在灵敏度、准确度等方面不尽如人意，主要用于生化分析仪中相关指标的检测。

2. 胶乳增强免疫比浊测定原理

多以单克隆抗体为基础，利用基因工程方法将抗体与胶乳颗粒结合。当其与抗原相结合时便形成了抗原—抗体—胶乳颗粒复合物，待测溶液中较大的胶乳凝集颗粒使透过光减弱，透射光强度的减弱与待测的抗原量成正比。这种方法增强了免疫反应和定量分析的敏感性、稳定性和特异性，一般的分光光度计、自动生化分析仪和散射免疫比浊仪均可使用。

(二) 激光散射比浊测定

激光散射免疫比浊是指激光沿水平轴照射，通过溶液时遇到小颗粒的抗原—抗体复合物时，导致光线被折射，发生 5~96° 的偏转，光线偏转的角度与激光的波长和抗原—抗体复合物大小及浓度直接相关。散射光的强度与抗原—抗体复合物的含量成正比，同时也和散射夹角成正比，和波长成反比。在不同的角度收集散射光的强度，可以对所有的粒子进行分析。

激光散射免疫比浊法按形成复合物的速度和测定方式的不同分为终点散射比浊法（end nephelometry）和速率散射比浊法（rate nephelometry）。

1. 终点散射比浊法

终点散射比浊法是在抗原－抗体反应达到平衡时，即复合物形成后作用 30~60 分钟，溶液浊度不再受时间的影响，但又必须在产生絮状沉淀之前进行浊度测定的方法。本方法受反应时间、温度、溶液的离子强度、pH 值等因素的影响。而且随时间的延长，抗原－抗体复合物的再次聚合会形成更大的颗粒沉淀，降低散射光强度，导致测定结果偏低。目前很少自动生化分析仪应用这种原理进行检测。

2. 速率散射比浊法

速率散射比浊法是一种抗原、抗体结合反应的动力学测定方法。速率是指在单位时间内抗原、抗体结合形成免疫复合物的速度。当仪器测定到某一时间内抗原—抗体复合物形成速率下降时，即出现速率峰。速率峰的高低与抗原含量成正比，峰值出现的时间和抗体浓度、抗原－抗体的亲和力直接相关。这种方法的优点是快速、无需扣减样品和试剂的本底值、抗干扰能力强。其灵敏度、特异性都优于终点散射比浊法。特别是结合了胶乳增强技术后，提高了方法的灵敏度和重复性，降低了非特异反应的影响，此方法被大量应用于各种类型的自动化免疫比浊分析仪中。

也有仪器同时配置两种检测技术（透射比浊和散射比浊），采用动力学双光径系统设计。双光径中第一光径用 670nm 激光光源，采用速率散射比浊法测定免疫反应的直接产物——中小复合物分子，检测角为90°；第二光径用940 nm近红外光，用速率透射法测定较大分子或颗粒，检测角为180°。

二、免疫比浊分析仪的基本结构

以临床使用较多的特定蛋白分析仪为代表，说明免疫比浊分析仪的基本结构。特定蛋白分析仪主要由主机、微电脑以及外周设备组成。主机中的核心部件是散射比浊仪，包括光源、散射光路、恒温器和散射信号采集器。光源采用双光源碘化硅晶灯泡（400~620 nm）。自动温度控制装置可将仪器温度恒定在（26±1）℃。化学反应在一次性流式塑料反应杯中进行。散射信号采集是由固体硅探头监测反应过程，收集5~96°之间的散射光强度。

其余的部件如加液系统、样本和试剂转盘系统、试剂信息阅读系统、微电脑以及外周设备等，与临床检验其他类型的自动化分析仪相似，在此不再赘述。

三、免疫比浊分析仪的维护保养和常见故障排除

1. 维护保养

关机前应冲洗管道，防止血液中蛋白成分沉积或者缓冲液中化学成分蒸发，在管道末端析出，造成管道堵塞；检查加液器的密封性；及时更换反应杯和小磁棒；检查和清洗加样针与试剂针；检查蠕动泵和钳制阀上部的液路管道是否有堵塞情况。定时冲洗空气过滤网、清洗探针内部。每半年更换蠕动泵和钳制阀上部的液路管道，给机械传动部位的螺丝上润滑油。

2. 常见故障排除

（1）反应杯溢液主要是由管路系统阻塞引起，管路中较细的部位如多通阀接口处容易产生纤维蛋白凝块。处理方法：取下此段管道，用注射器注水冲洗。

（2）光路校正超出正常范围可能是由反应杯污染或者光源老化引起。处理方法：更换新的反应杯，重复校正，若仍超出限值，可进行光路设置，光路设置不成功再考虑更换光源。

（3）项目校正报警故障首先检查试剂、稀释液、缓冲液是否存在量不足

或者变质情况，若在进行补充或更换后故障依旧，则考虑管路系统是否存在渗漏或堵塞。处理方法：紧固管路接口，堵塞部分加压导通。

四、免疫比浊分析仪的临床应用

在体液蛋白质检测方面，免疫比浊分析仪的特异性、敏感性都符合临床检测的要求，检测范围较宽，是目前推荐检测体液中特定蛋白的首选，用于临床多种疾病的诊断。

（1）免疫功能的检测：免疫球蛋白（IgA、IgG、IgM）、补体（C3、C4）和 Cl 抑制物等。

（2）肾脏功能检测：尿微量蛋白以及血清胱抑素 C 等。

（3）心血管疾病检测：载脂蛋白、肌红蛋白和 C- 反应蛋白等。

（4）感染性疾病检测：血液中多种急性时相反应蛋白如 C- 反应蛋白、纤维蛋白原、α_1- 酸性糖蛋白、α_1- 抗胰蛋白酶、触珠蛋白、铜蓝蛋白、淀粉样蛋白 C 等。

（5）贫血疾病检测：触珠蛋白、血红蛋白、转铁蛋白、铁蛋白、可溶性转铁蛋白受体。

此外，免疫比浊分析仪还可以用于器官移植、营养不良、类风湿、出血和凝血疾病相关指标的检测。

第四节　时间分辨荧光免疫分析仪

荧光免疫分析法（fluorescencelmmunoassav,FIA）是以荧光物质为标记物的标记免疫分析技术，属于三大经典标记免疫分析技术之一。1979 年芬兰 Soini 和 Hemmila 提出了时间分辨荧光免疫分析（time-resolved fluoro immunoassay,TRFIA）理论，20 世纪 80 年代初发展成为 TRFIA 分析技术并逐渐应用于临床检验领域。

一、时间分辨荧光免疫分析仪的检测原理

用镧系三价稀土离子及其螯合物（Eu^{3+} 螯合物）作为示踪物标记抗原、抗体、核酸探针等物质，当免疫反应发生后，根据稀土离子螯合物的荧光光谱的特点（特异性强、荧光寿命长），利用时间分辨荧光免疫分析仪延缓测量时间，排除标本中非特异性荧光的干扰，所得信号完全是稀土元素螯合物发射的特异荧光，测定免疫反应最后产物的特异性荧光信号。根据荧光强度判断反应体系中分析物的浓度，达到定量分析的目的。

时间分辨荧光免疫分析仪的激发光与荧光的波长有显著差别，其波长转变达 280nm，采用脉冲光源（每秒闪烁 1000 次以上的氙灯），照射样品后即短暂熄灭，以电子设备控制延缓时间，待非特异荧光本底衰退后，再测定样品发出的长寿命镧系荧光。

被镧系元素标记的抗原或抗体与标本中相应抗体或抗原生成的复合物，在弱碱性反应液中的荧光信号较弱，因此加入一种增强剂，使 Eu^{3+} 从复合物上解离下来。自由的 Eu^{3+} 同增强剂中的另一种螯合剂螯合形成一种胶态分子团，这种分子团在紫外光的激发下能发出很强的荧光，使信号增强百万倍，显著提高了检测的灵敏度。这是目前在时间分辨荧光免疫分析中应用最多的一种分析系统，即解离—增强—镧系荧光免疫分析系统（dissociation-enhanced lanthanide fluoroimmunoassay,DELFIA）。

二、全自动时间分辨荧光免疫分析仪的基本结构

全自动时间分辨荧光免疫分析仪是采用现代光学、机械、计算机等先进技术，集加样、孵育、洗板、检测于一体的微孔板式全自动检测系统。检测系统由光源系统、样本处理系统、微孔板处理系统以及微机组成。

时间分辨荧光免疫分析仪的结构（以 DELFlA 1230 为例）见图 9-2。

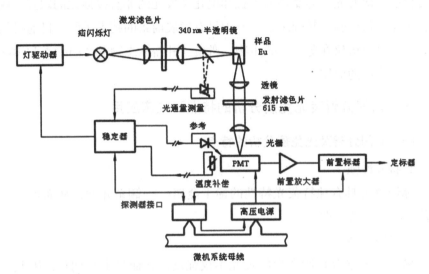

图 9-2　DELFlAl230 时间分辨荧光免疫分析仪结构图

1. 光源系统

常以氙闪烁灯作激发光源，还包括滤光片、反光镜、同步信号发生器等，提供激发荧光信号产生的光路。

在系统中，氙闪烁灯作为脉冲激发光源，脉冲宽度 10ps，频率为每秒 1000 次。激发光经两个石英透镜和一个滤色片聚焦到被测样品上，激发光波长为 340 nm。每一个样品检测是由约 1000 次激发 – 测量循环组成的，每个循环的持续时间 l ms。由定标器累积记录荧光强度。

2. 样本处理系统

样本处理系统包括样品架、样品条形码识别器、吸样针、液面传感器、传送装置，执行血清样本的自动稀释和移液。

3. 微孔板处理系统

微孔板处理系统包括洗板机、孵育器、荧光信号处理单元，进行试剂

处理和荧光信号的检测。

4. 微机

微机主要进行程序编制、数据处理。

全自动时间分辨荧光免疫分析仪灵敏度高、测量范围广、示踪物稳定、标准曲线范围宽，同时可实现多标记检测，克服了酶标记物的不稳定、化学发光仅能一次发光且易受环境干扰和电化学发光的非直接标记的缺点，成为现代临床微量检验、基础医学研究中最有发展前景的技术手段。目前时间分辨荧光免疫分析仪在免疫、微生物、激素、肿瘤标志物及产前筛查和诊断等方面均有广泛的应用。

三、时间分辨荧光免疫分析的特点和临床应用

（一）时间分辨荧光免疫分析的特点

1. 特异性强

标记物为具有独特荧光特性的稀土金属——镧系元素，从而提高了荧光信号测量的特异性。

2. 灵敏度高

稀土离子螯合物所产生的荧光不仅强度高，而且半衰期长，因此，可延长测量时间，大大提高检测灵敏度，同时扩大了检测范围。

3. 标记物稳定

三价稀土离子与双功能螯合剂螯合，形成稳定的螯合物，从而使标准曲线稳定，试剂保质期长。时间分辨荧光免疫检测的标准曲线相当稳定，同一批次的试剂盒可用两点法加批次的参考曲线定标。

4. 荧光信号强

荧光检测分析中加入一种酸性增强液，稀土离子从免疫复合物中解离出来，并和增强液中的一些成分形成一种稳定的微囊，当微囊被激光激发后，稀土离子发出长寿命的荧光信号，使原来微弱的荧光信号增强 100 万倍，从而使测量的线性范围更宽，重复性更好。

此外，时间分辨荧光免疫检测动态范围宽，可达 4~5 个数量级；标记物制备简单，稳定性好，有效使用时间长，多数可达 6 个月；标记蛋白时反应条件温和，免疫活性很少受损；测量快速，每秒钟测一个样品；易于自动化；

已开发出性能优良的数据处理软件，以及多标记物的使用等也是其突出优点。

(二) 时间分辨荧光免疫分析仪的临床应用

1. 蛋白质和多肽激素分析

一般多使用双位点"夹心"法测定免疫球蛋白 E、人绒毛膜促性腺素、磷脂酶 A_2、胰岛素、C- 反应蛋白、促黄体生成素、催乳素、髓磷脂碱性蛋白、铁蛋白、卵泡刺激素、促甲状腺素等。

2. 半抗原分析

用竞争结合荧光免疫分析法测定皮质醇、睾酮、地高辛、前列腺素 F、甲状腺素、三碘甲状腺原氨酸、孕酮、孕烷二醇、雌二醇、雌三醇、雌酮、葡萄糖醛酸等。

3. 病原体抗原 / 抗体分析

如肝炎病毒表面抗原抗体、蜱致脑炎复合病毒抗原、免疫缺陷病毒抗体、粪便中腺病毒和轮状病毒、Potato 病毒、流感病毒 A、鼻病毒、衣原体、肠病毒、梅毒螺旋体、乳头瘤病毒和呼吸道合胞病毒等分析。

4. 肿瘤标志物分析

例如，甲胎蛋白、癌胚抗原、前列腺特异抗原、神经原特异烯醇酶、CA-50、CA-242、CA19-9、β_2- 微球蛋白和甲状腺结合球蛋白等的分析。

5. 干血斑样品分析

把有血样品的滤纸片放在装有分析缓冲液的孔中，振荡，使抗原溶于缓冲液中。本法特别适用于新生儿和远离分析中心的病人。

6. 核酸分析

应用于核酸分析领域主要有两个方面：一是应用镧系元素标记的 DNA 探针技术进行杂交分析；二是将镧系元素标记技术引入聚合酶链反应（PCR）中，简单、快速地鉴定 PCR 产物。

7. 测定天然杀伤细胞的活力

用 Eu^{3+}-DTPA（Eu^{3+}- 二乙三胺五醋酸盐）标记肿瘤细胞，作为 NK 细胞的靶细胞。当靶细胞受到 NK 细胞毒害时会释放 Eu^{3+}-DTPA 标记物。用时间分辨荧光免疫分析仪测量所释放的标记物的荧光，即可测量 NK 细胞的活力。本法温育时间短，一般只用 2h，测量快速，每个样品只需 1s；灵敏度高，可测至单个细胞。

第十章　血气与电解质分析仪

血气分析和电解质测定是评价机体呼吸功能、血液酸碱平衡及电解质紊乱的重要指标，对临床综合分析机体平衡紊乱的原因及代谢失调的影响程度意义重大。随着传感技术和微电子技术的进步，血气分析及电解质检测技术日臻完善，检测仪器向着功能多样化、自动化、智能化及人性化的方向发展，是临床检验诊断中不可缺少的设备之一。

第一节　血气分析仪

血气分析仪是通过对人体血液及呼出气体酸碱度（pH）、二氧化碳分压（PCO_2）、氧分压（PO_2）等进行定量测定，分析、评价人体血液酸碱平衡和输氧状态的仪器。广泛应用于昏迷、休克、严重外伤等危急病人的抢救，是肺心病、肺气肿、糖尿病、呕吐、腹泻、中毒等病症诊断和疗效观察的必备设备。

一、血气分析仪发展概述

自二十世纪 50 年代末丹麦的 Poul Astrup 研制出第一台血气分析仪 60 年来，血气分析技术一直在急性呼吸衰竭诊疗、外科手术、抢救与监护过程中发挥着至关重要的作用。随着科学技术的迅猛发展，血气分析仪的各项性能也得到极大的提高。根据血气分析的时代特点，大致可将其分为三个发展阶段：

1. 第一阶段，主要在二十世纪 50 年代末—60 年代，这一时期血气分析仪发展和应用起步不久，一起处于手动时代，结构笨重（100kg），所需样品量大（约为 2ml），可测定值较少，有 PH、PCO2、PO2。以丹麦 Radiometer 公司的 AME-1 型为代表。

2. 第二阶段，主要在二十世纪 70 年代—80 年代，随着计算机和电子技术的应用导致血气分析仪进入全自动时代，由于采用了集成电路，仪器结构得到重要改进，重量降至30kg左右。传感器探头小型化使得所需样品量降至几百～几十微升，工作菜单日趋简单，操作可在提示下进行，可测量和计算的参数也不断增多。各公司生产的仪器均实现了自动定标、自动进样、自动清洗、自动检测仪器故障和电极状态，并自动报警，电极的使用寿命和稳定性不断提高，仪器的预热和测量时间也逐步缩短。丹麦 Radiometer 公司的 ABL 系列、美国 IL 公司的1300系列、瑞士 AVL 公司的 AVL 系列、美国CORING 的16、17系列都属于该类产品。

3. 第三阶段是二十世纪90年代至二十一世纪以来，计算机技术进一步渗透到血气分析领域，先进的界面帮助模式、图标模式使操作更为直观，许多厂家把血气和电解质等分析结合在一起，生产出了血气电解质分析仪。软件和硬件的进步使现代血气分析仪具有超级的数据处理、维护、贮存和专家诊断功能。为满足日益增长的 POCT 需要，血气分析仪正朝着便携式、免维护、易操作的方向发展。

近年来，随着 pH、PO_2 和 PCO_2 电极的不断改进，新型传感器及电子信息技术的不断完善，出现了带有光化学和光纤维传感器的血气分析仪，血气分析仪也正朝着分析自动化，功能多样化，使用方便化，安全无创化的方向发展。未来的血气分析仪将与心导管技术及肺功能测定联合应用，使其能够像心电图或脑电图那样，将敏感电极元件及光导纤维控针置于人体不同部位，便可连续自动测出血液中的 pH、PO_2 和 PCO_2 值。

二、血气分析仪的结构及原理

(一) 血气分析仪的基本结构

血气分析仪主要由电极系统、管路系统及电路系统三大部分组成。

1. 电极系统

不同厂家、不同型号的血气分析仪，电极工作原理相同、结构相似，但形状和大小不同，不能通用。

为保证仪器性能稳定、检测结果准确，应严格控制样品室的温度，并维持 pH 参比电极内充液中 Cl⁻浓度的桓定。早期的样品室采用水浴式、空气浴式恒温装置等，由于升温速度慢、热稳定性较差等原因，目前已被固体恒温装置所取代。固体恒温装置加热速度快、热均匀性好、恒温精度较高。仪器控制系统通过温度传感器控制样品室的温度恒定在 (37 ± 0.1) ℃。为了方便补充、更换甘汞电极中 KCL 内充液，有的仪器为参比电极配有专用的一个蠕动泵和两个管道，下管道排出旧内充液，上管道加入新的内充液，所需操作由计算机控制。

PCO$_2$ 电极和 PO$_2$ 电极前端的半透膜常用聚丙烯膜或聚四氯乙烯薄膜（厚约 20 pm）将样品室的血液与测量电极内缓冲溶液分隔开，只容许 CO$_2$ 和 O$_2$ 分子通过而被测量。

2. 管路系统

为了完成样品的自动定标、自动测量和自动冲洗等功能，一般的血气分析仪均装有一套比较复杂的管路系统以及配合管路工作的泵体和电磁阀。泵和电磁阀的转、停、开、闭，温度的控制，定标气与定标液的有、无、供、停等均由计算机来进行控制或监测。管路系统比较复杂，是血气分析仪中的重要组成部分，通常由气瓶、溶液瓶、连接管道、电磁阀、正压泵、负压泵和转换装置等部分组成。在工作过程中，该系统出现的故障最多。管路系统的结构见图 10-1。

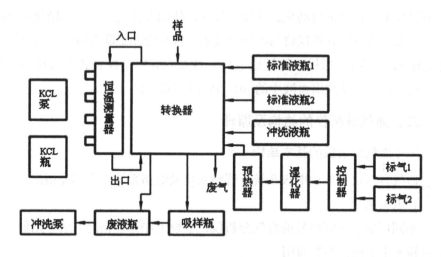

图 10-1 血气分析仪的管路系统结构示意图

3. 电路系统

电路系统可将仪器测量信号进行放大和模数转换，对仪器实行有效控制、显示和打印出结果，并通过键盘输入指令。

被测样品通过样品预热器后，被吸入到样品室内，分别被各电极测量系统有选择地检测，并转化成相应的电极信号，这些信号被放大、模数转换后变成数字信号，经微机处理、运算后，由荧光屏显示出来或从打印机打印出结果。高精度的恒温系统由微机控制，整个定标和测量过程都是在37℃下完成。

(二) 血气分析仪的工作原理

血气分析仪通常是在管路系统的负压抽吸作用下，样品血液被吸入毛细管中，与毛细管壁上的 pH 参比电极、pH、PO_2、PCO_2 四只电极接触，电极将测量所得的各项参数转换为各自的电信号，这些电信号经放大、模数转换后送达仪器的微机，经运算处理后显示并打印出测量结果 (见图 10-2)，从而完成整个检测过程。

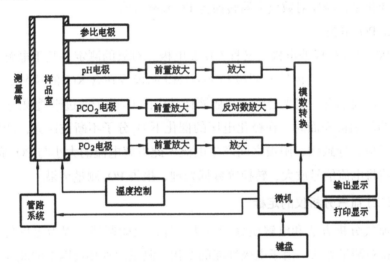

图 10-2　血气分析仪的工作原理框图

三、血气分析仪的电极与定标

(一) 血气分析仪的电极

血气分析仪通常使用四支电极，分别是 PH 电极、PCO_2 电极、PO_2 电极和 PH 参比电极。其中，pH 电极和 pH 参比电极共同组成对 PH 值的测量系统，而 PCO_2 电极和 PO_2 电极是复合电极，无需再与参比电极配对。

1. PH 电极和 pH 参比电极

pH 电极是玻璃电极，其核心为极薄（约 0.1mm）的玻璃敏感薄膜，敏感膜对溶液中 H+ 具有选择性响应。pH 参比电极为甘汞电极，因内充的 KCl 溶液浓度不同，甘汞电极有饱和型和非饱和型之分。

分析时 pH 电极为负极，甘汞电极为正极，与待测血液样品组成电化学电池电动势大小与样品溶液的 pH 值大小之间的关系符合能斯特方程。

2. PCO_2 电极

PCO_2 电极是气敏电极，实质上是 pH 玻璃电极和银—氯化银参比电报组成的复合电极。两个电极整合在有机材料的电极套中，内装 $NaH-CO_3-NaCl$ 缓冲溶液。电报头最前端有一层半透膜，只允许血液样品中 CO_2 等中性小分子通过，从而引起缓冲溶液 pH 值的改变。由玻璃电极测得 pH 值的变化量，经反对数放大器转换为 PCO_2 测量值。

3. PO_2 电极

PO_2 电极是极普电极，又称 C1ark 电极。对氧的测定是基于电解氧的原理实现的。电极套内铂丝阴极和 Ag-AgCl 阳极浸在含 KCl 的磷酸盐缓冲液中，电极前端有一层半透膜。当血液样品中的 O_2 分子透过半透膜进入电极，到达铂丝阴极表面时，在极化电压的催化下 O_2 分子不断被还原，产生氧化还原反应，导致阴、阳极之间产生电流。此电解电流的大小与 PO_2 成正比。经仪器将电流信号放大、转换等数据处理，报告 PO_2 测量结果。

（二）血气分析仪的定标

血气分析方法和电解质分析方法一样，以能斯特方程为定量公式，是一种相对测量方法。由于电极性能的变化、测量内外环境因素的波动，仪器开机后测量样品之前，需用两种不同浓度和分压的标准液及标准气体确定每个测量电极的工作曲线，仪器自动进行两点定标或校准（calibration）；为消除分析过程中噪声的干扰和信号的漂移，检查电极偏离工作曲线的情况，仪器每隔一定时间进行定标或校推。

pH 系统使用 7.383 和 6.840 两种标准缓冲液来进行定标。PO_2 和 PCO_2 系统用两种混合气体来进行定标。第一种混合气含 5% 的 CO_2 和 20% 的 O_2；第二种含 10% 的 CO_2，不含 O_2。常将上述两种气体混合到两种 PH 缓冲液内，然后对三种电极一起定标。

四、血气分析仪的维护保养及常见故障措除

(一) 血气分析仪的维护保养

为保持血气分析仪始终处于稳定的工作状态，建议仪器 24h 运转。全血标本的复杂性使得血气分析仪的维护保养工作较为困难，应严格按照技术手册执行常规保养程序。

1. 电极保养

若长期不开机，应将电极卸下并浸泡在各自的电极液中保存，以延长使用寿命。

(1) 注意补充、更换参比电极内的 KCl 溶液；定期更换参比电极套，视样品量调整更换的频率；防止参比电极液中存在气泡，否则会严重影响电极的功能；保持电极头清洁，及时清除粘附的蛋白质。

(2) 不管是否使用，pH 电权的使用寿命一般都只有 1–2 年，因此在购买时应注意其生产日期，以免因过期或一次购买太多备用电极而造成浪致；新的 pH 电极或者电极在空气中暴露 2h 以上，应在缓冲浪中浸泡 6–24h 才能使用；血液中的蛋白质容易粘附在电极表面，必须经常按血液→缓冲液（或生理盐水）→水→空气的顺序进行清洗，亦可用随机附送的含蛋白水解酶的清洗液或自配的 0.1% 胃蛋白曲盐酸溶液浸泡 30 min 以上，用生理缓冲液洗净后浸泡备用，若清洗后仍不能正常工作，应更换电极。

(3) PCO_2 电极由内电极、半透膜、尼龙网和外缓冲液组成，多数缓冲液密封往电极内，但有些型号需要更换缓冲液，可用特殊针头从电极孔中吸出，然后注入新的缓冲液，注意要留一小气泡，以免温度升高时缓冲掖溢出，电极要经常用专用清洁剂清洗，如果经清洗、更换缓冲液后仍不能正常工作时，应更换半透膜；电极用久后，阴极端的磨砂玻璃上含有 Ag 或 AgCl 沉积，可用滴有外缓冲液的细砂纸磨去沉积物，再用外缓冲液洗干净。清洗沉积物、半透膜和电极的更换应定期进行。PO_2 电极中干净的内电极端部和四个铂丝点应该明净发亮，每次清洗时，都应该用电极膏对 PO_2 电极进行研磨保养。

PCO_2 电报和 PO_2 电极在保养后，均需重新定标，才能使用。

2. 仪器的日常保养

血气分析仪的正常运行和寿命取决于操作人员对仪器的熟悉程度、使用水平和日常的精心保养和维护。

（1）每天检查大气压力、钢瓶气体压力；检查定标液、冲洗液是否失效；排空废液瓶。

（2）每周更换一次电极内充液，定期更换电极膜；每周至少冲洗一次管道系统，擦洗分析室。

（3）定期检查和更换泵管；更换进样口及预热管道。

（4）若电极使用时间过长，电极反应变慢，可用电极活化液对 pH 电极、PCO_2 电极活化；对 PO_2 电极进行轻轻打磨，除去电极表面氧化层。

（5）保持环境温度恒定，避免高温的影响；远离强磁场干扰，保证仪器稳定、可靠。

（二）常见故障及其排除

1. 样品吸入不良

蠕动泵管老化、漏气或泵坏。需要更换管道或维修蠕动泵。

2. 样品输入通道堵塞

①如系血块堵塞，一般用强力冲洗程序将血块冲出排除；如冲不走，可换上假电极，使转换盘处于进样位置，用注射器向进样口中注蒸馏水，冲走血块；②如毛细管断在进样口内，造成玻璃碎片堵塞，可将样品进样口取下来，将碎片捅出即可。

3. pH 电极定标不正确

仪器接地不好，电极插头接触不良；pH 定标液过期；两种定标液接反。如分析箱内管道脱落或阻塞，需连接管道或冲洗管道，如参比电极异常，应查找原因并排除；指示电极使用时间过长需活化；如参比电极或 pH 电极损坏，应予以更换。

4. PCO_2 和 PO_2 电极定标不正确

若钢瓶中气体压力过低，应更换气瓶；若气体管道破裂、脱落或气路连接错误，应更换或重新连接管道；PCO_2 内电极液使用时间过长或内电极液过期，应更换内电极液；气室内无蒸馏水或蒸馏水过少，使通过气体未充分湿化，应补充蒸馏水；电极膜使用时间过长或电极膜破裂，应更换电极膜；PCO_2电极老化或损坏，应更换电极。

5. 定标不正确但取样时不报露，标本常被冲掉

分析系统管道内壁附有微小蛋白颗粒或细小血凝块，使管道不通畅，应冲洗管道；连接取样传感器的连线断裂，应更新连接；取样不正确，混入微小气泡，应重新取样。

第二节 电解质分析仪

电解质分析仪就是 20 世纪 60 年代发展起来的、利用 ISE 法测定体液标本中离子浓度的仪器。这类仪器具有操作简单、灵敏度高、选择性好，标本用量少、无需预处理、不破坏被测试样，可与血气分析仪、全自动生化分析仪联用提供多种参数等优点，取代了火焰光度仪、原子吸收分光光度计，成为临床检验常规仪器。

一、电解质分析仪发展概述

离子测定很早便应用于临床。由于实验室技术及设备制造技术等方面的限制电质的操作繁琐，人为因素多，测定结果不尽人意。

20 世纪初，德因 F·哈伯等人研制成世界上第一种玻璃膜性质的离子选择电极 –PH 电极，开启了离子选择分析技术在临床的应用。以后相继用卤化银薄片试制了卤素离子电极，发明了高选择性的氟离子电极、钙离子电极和钾电极。60 年代末，离子选择性电极的商品已有 20 种左右，随着离子选择电极的不断发明和完善，这一分析技术也逐渐发展成为电化学分析法中一个独立的分支学科。

20 世纪 80 年代以来，随着电化学传感器和自动分析技术的发展，基于离子选择电极的电解质分析仪已广泛应用于临床电解质测定，其向着更加自动化、智能化和人性化发展。其临床应用不仅局限于离子的测定，还可用于诸如葡萄糖、尿素、乳酸等代谢物的测定。

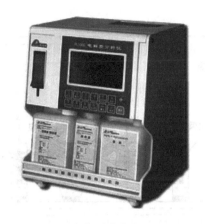

图 10-3　电解质分析仪 PL1000A

(一) 电解质分析仪的分类

(1) 按照测定项目分类，可分为 3 项 (Na^+、K^+、Cl^-)、4 项 (Na^+、K^+、Cl^-、Ca^{2+})、5 项 (Na^+、K^+、Cl^-、Ca^{2+}、Mg^{2+})、6 项 (Na^+、K^+、Cl^-、Ca^{2+}、Mg^{2+}、pH) 等型号的电解质分析仪。

(2) 按照自动化程度分类：可分为半自动、全自动电解质分析仪。

(3) 按工作方式分类：可分为湿式电解质分析仪和干式电解质分析仪。目前临床最常用的是湿式电解质分析仪。

此外有些型号的血气分析仪含电解质分析模块；一些自动生化分析仪可以分析电解质，临床中也有测定电解质、血气及部分生化指标的多参数分析仪的应用。部分全自动电解质分析仪可以分析血清、血浆及尿液，或者直接采用全血进行分桥。

(二) 电解质分析仪的工作原理

电解质分析仪利用 ISE 作为指示电极、甘汞电极作为参比电极，均测量毛细管通路中的待测样品接触，共同组成电化学电池。工作原理见图 10-4。

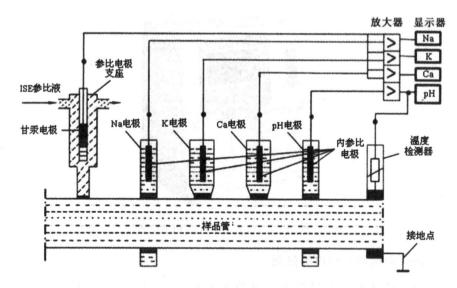

图 10-4 电解质分析仪助工作原理

溶液中待测离子在对应的 ISE 敏感膜上产生特异性响应，膜上发生离子交换或扩散，形成膜电位，产生电极电位的变化。电极电位的大小与待测离子浓度之间的关系符合能斯特方程。

$$E_{ISE} = k \pm \frac{2.303RT}{nF} lg c_x f_x$$

式中：k 与 ISE 的固有性质有关，在测定条件恒定时为常数；+、一分别对应阳离子和阴离子选择性电极；n 为离子电荷数；c_x 为待测离子浓度，f_x 为待测离子活度系数。在一定条件下，稀溶液时 ISE 的电极电位与待测离子浓度的对数呈线性关系。

单个电极的电极电位绝对值不能直接测定，通过组成的电化学电池，仪器测定，最后测得待测离子的活度或浓度。

$$E = E_{ISE} - E_{参比} = (k - E_{参比}) \pm \frac{2.303RT}{nF} lg c_x f_x$$

电解质分析仪通过仪器的电路系统，把各电极产生的电位放大、模数转换为相应的检测信号，再与仪器内微处理器储存的标准曲线相比较，求出标本中各离子的浓度，并显示或打印分析结果。

二、电解质分析仪的基本结构与性能要求

(一) 电解质分析仪的基本结构

电解质分析仪主要由电极系统、液路系统、电路系统、软件系统等部分组成。

1. 电极系统

电极系统是电解质分析仪的核心部件，也是日常维护保养的重点。它包括指示电极和参比电极，二者的性能决定测定结果的准确度和灵敏度。

指示电极中 pH、Na^+、Li^+ 电极属于玻璃电极，因玻璃敏感膜的成分不同而对不同的离子有选择性响应；K^+、Ca^{2+}、Mg^{2+} 电极属于流动载体电极，电极膜内含特异性的液体敏感物质；Cl^- 电极是敏感膜由 $AgCl$ 难溶盐构成的晶体腆电极；参比电极一般是甘汞电极。

新型的电解质分析仪将各个指示电极按规律排列，并与测量毛细管做成一体化的结构，使各电极对接在一起时自然形成完整的测量毛细管通路。这种结构的主要优点是整体透明、腔体清晰，容易观察液流路径，便于维护保养；可使各 ISE 电极的敏感膜面积最大化，有效缩短电极响应时间和检测项目的分析周期；结构中通常只设置一个参比电极，既可以减少样品用量，又避免了使用多个参比电极的差异；仪器设有自动电极维护系统，无需人工保养，极大地延长了电极寿命。

电极系统作为电解质分析仪的重要部件，其性能的优劣直接影响分析质量。为保障分析结果的正确、灵敏，使仪器处于良好的工作状态，需要定期评价电极的性能和全面评价仪器的性能。这些性能指标可以指导操作者做好维护保养工作，也为更换电极及易损部件提供依据。常用电极的测量范围和斜率参考范围见表 10-1。

表 10-1　常用电极的测量范围和斜率参考范围

电极	测量范围 / ($mmol \cdot L^{-1}$)	电极斜率值参考范围 /mV
K^+	1.00 ~ 9.00	40 ~ 70
Na^+	80.00 ~ 200.00	40 ~ 70
Cl^-	50.00 ~ 200.00	40 ~ 70

2. 液路系统

液路系统通常由标本盘、采样针、进样感应器、液路管道、蠕动泵、多通阀等组成。其中进样感应器利用光电感应的原理控制合适的进样量及异常进样报警；蠕动泵提供吸液动力；多通阀控制样品、定标液、清洗液、废液通向。标本盘、多通阀和蠕动泵的转动、转换均由仪器内置微处理器自动控制。其通路由定标液/冲洗液通路、标本通路、废液通路、回水通路、电磁阀通路等组成。

液路系统是电解质分析仪中结构最复杂也是最容易出现故障的部分，液路系统的性能直接影响样品浓度测定的准确性和稳定性，包括仪器吸样量的准确性、管路与电极表面粘附蛋白的清除能力、管路系统的畅通保障等。因此，液路系统也是日常维护保养中需要重点注意的地方。

3. 电路系统

电路系统包括电源电路模块、输入输出模块、控制电路模块、微处理器模块等。信号放大及数据采集模电源电路模块主要提供仪器的打印机接口电路、蠕动泵控制电路、多通阀控制电路及其他各种部件所需的电源。输入输出模块通过仪器面板的人机对话操作键完成测定程序输入、参数设置、结果查询等工作，操作者可以通过按键操作控制分析检测过程。控制电路模块控制各部件运行。信号放大及数据采集模块是主信号放大器变换器（电极、标本检测器）和其他电子系统间的界面，它除了钠、钾、氧等测量通道外，其余模拟信号也在放大系统上处理，这些包括 SDl 和 SD2 的输入，所有这些信号拉传输到 CPU 板上的主 A/D 变换器上。微处理器模块包括主机 CPU 芯片，通过地址总线、数据总线与显示板、打印机、触模控制板相连，通过系统总线与模拟通道液压系统相连。

4. 软件系统

软件系统是控制仪器运行的核心。它提供仪器微处理系统操作、仪器设定程序操作、仪器测定程序操作和自动情洗操作等程序。分析中微处理系统会不断监测分析仪的稳定性和调校自动定标频率，自动测定质控标本并自动将结果与预期的数据作比较评估，也能指导操作者日常维护保养和帮助解决故障问题。测定质控范围、质控时间，设定密码及选择自动或手动定标方式及间隔，都需要设定程序。测定操作的控制，采用人机对话方式，由操作者按键控制，运行过程包括启动运作、吸取样本、自动分析检测、数据处理及结果打印、自动清洗吸样针及液路等测量组件、复数等待下次检测分析。

(二) 电解质分析仪的性能要求

电解质分析仪的相关性能要求见表10-2。

表10-2　电解质分析仪的性能要求

参数	准确度（B）	精密度（CV）	线性（D）	稳定性（S）	携带污染率（C）
K^+	≤ 3.0%	≤ 1.5%	≤ 3.0%	≤ 2.0%	≤ 1.5%
Na^+	≤ 3.0%	≤ 1.5%	≤ 3.0%	≤ 2.0%	≤ 1.5%
Cl^-	≤ 3.0%	≤ 1.5%	≤ 3.0%	≤ 2.0%	≤ 1.5%

三、电解质分析仪的维护保养反常见故障排除

(一) 维护保养

1. 电极的保养

在工作过程中，电极的内充液与样品溶液之间存在着不同程度的离子交换，使电极内充液的浓度逐渐降低，从而使膜电位下降，导致测量结果偏低。日常维护时需定期对全部电极的内充液中离子浓度进行调整或者更换新鲜的电极内充液。不同类型的 ISE 电极的维护保养要求不尽相同。

（1）钠电极钠电极内充液的浓度降低比较明显，需经常检查调整内充液浓度。许多仪器的程序设计中已包含每日保养一项，定期使用厂家提供的清洁液和钠电极调整液（含有玻璃腐蚀剂氟化钠）进行清洗和调整。根据经验，调整后最好不要立即定标，要让电极平衡 10min 左右再进行定标，这样仪器更稳定。

（2）钾电极和钙电极钾电极和钙电极同属流动载体电极，使用过程中会吸附标本中的蛋白质，降低电极的斜率相灵敏度，延长响应时间。每月应至少更换一次内充液。

（3）氯电极氯电极为晶体膜电极，使用过程中亦易吸附蛋白质，影响电极的响应灵敏度，最好用物理法进行膜电极的清洁。具体做法：取出电极，

用柔软的棉线或尼龙丝穿过电极，轻轻地来回擦拭电极内壁，将电极膜处聚集的大部分污物去掉。这种方法也适合其他电极的清洁，但注意动作轻柔，不能损伤电极膜。

（4）参比电极应经常检查电极内是否有足够的氯化钾溶液或饱和氯化钾溶液及氯化钾晶体。如果不够或没有，则需及时添加。有的仪器设置有自动氯化钾溶液补充通道，无需每日检查电极，但也要确保试剂瓶中氯化钾溶液充足。定期清洗电极套，保持毛细管通透，使盐桥导通，电极芯无需保养。

2. 流路的保养

由于标本中含有纤维蛋白，蛋白将附着在液流通道的泵、管路和电极系统毛细管的内壁上。当标本检测量较大时，内壁所附的蛋白增厚，造成携带污染率升高、管路阻塞和电极敏感膜性能下降，影响正常工作和检测结果的准确性。

流路清洗是为了保证仪器流路中没有蛋白质、脂类沉积和盐类结晶。如果发现多通阀、管路、电极系统内有异物而导致管路不通畅，以及每天工作结束关机前，都要进行管路的清洗。仪器进入流路保养程序进行清洗，吸入或注射清洗液、去蛋白液或蒸馏水冲洗流路，重复2~3次。冲洗完毕，应对仪器进行重新定标。

3. 日常维护保养

应按照使用说明书上的要求，进行每日保养、每周保养、半年维护和停机维护。

（1）每日保养在每日测定前按照仪器说明书要求做好清洗及检查工作，包括冲洗液路通道、擦拭仪器表面及吸样针、检查电极内充液是否淹没内参比电极、定标液是否充足等，并在每日工作结束前重复一次每日维护。

（2）每周保养使用随机配备的蛋白清洗液清洗管道；针对不同电极的特点采用有效的清洗或活化电极的方法。同时注意及时添加电极内充液。

（3）每月保养除日常保养项目外，每月还需要使用家用漂白剂清洁参比电极套，擦拭电极内、外表面。

（4）半年保养通常每隔6个月更换蠕动泵管、液路塑胶管。

除此之外，还需要检查试剂包试剂液面水平。通常仪器会监视试剂包的试剂水平显示剩余量。

(二) 常见故障及其排除方法

当发现仪器定标或测量有异常时，应首先排除维护和使用不当等因素。如：管道松动、破裂；参比电极和指示电极内充液长期未换，指示电极长期没有活化去蛋白；进样针、多通阀或电极系统堵塞；泵管老化；试剂量不够等。然后检查电极的电压和斜率是否正常，再用电极检查程序确认电极输出是否稳定。一些常见故障及相应的排除方法如下。

1. 检测不到样本液

可能原因：样本中有气泡、样本量太少或没有样本吸入。处理方法；检查标本是否合格、且是否充足；观察采样针运行是否到位；观察液路系统中液路管道、蠕动泵、多通阀等管路是否有堵塞、泄漏或老化；检查进样感应器等。一旦发现问题，按要求进行处理，并做测试程序确认。

2. 定标、测定异常

如果单项指标的定标和测量出现异常情况，检查该电极插头是否接触不良、电极内充液是否充足，也可能是该电极受污染所致。排除这些因素后，电极仍不能正常工作，斜率低于规定的下限值，可考虑电极老化需更换；如果有两项及以上的指标出现定标异常、测试值漂移等情况，在排除了液路堵塞、电源不稳定和接地不良、热源干扰和电磁干扰、定标液及清洗液不足或失效、参比电极异常、电报系统污染等因素后，仍不能解决问题，可以考虑更换指示电极和参比电极。

第十一章　流式细胞仪

　　流式细胞仪（Flow cytometer）是对细胞进行自动分析和分选的装置。它可以快速测量、存贮、显示悬浮在液体中的分散细胞的一系列重要的生物物理、生物化学方面的特征参量，并可以根据预选的参量范围把指定的细胞亚群从中分选出来。

第一节　流式细胞仪概述

一、流式细胞术发展

　　流式细胞术（Flow CytoMetry,FCM）是20世纪70年代发展起来的一项利用流式细胞仪完成的细胞分析新技本，主要是对血液、体液、骨髓、活检组织以及动植物的单细胞悬液成人工合成微球等的多种生物学特征和物理、生化特性以及功能进行计数和定量分析，并能对特定细胞群体加以分选的细胞参量分析技术。目前已普遍应用于免疫学、血液学、肿瘤学、细胞生物学、细胞遗传学、生物化学等的基础和临床研究的各个领域。

　　在20世纪30年代初，Casperrsson和Thorell就开始研究细胞的计数，1936年，Caspersson等将显微分光光度法引入细胞计数中，1949年，Coulter提出在悬液中计数粒子的方法并获得专利，1954年，Beirne和Hutchcon发明光电粒子计数器，1969年，发明第一台荧光细胞检测仪，1972年，对细胞分选器进行新的改进，1975年，Milstein和Kohler发明单克隆抗体技术，进一步促进了流式细胞仪的发展。从此，流式细胞仪进入了飞速发展的时代，Bekman Coulter、BD、DAKO、Cytopcia等公司等相继推出各具特色的流式细胞仪并不断升级完善，使检测性能不断提高。

　　国产流式细胞仪最早研制于20世纪80年代初，但受到当时科技发展和国内生产力的限制，而没有商业化的产品问世。至2010年起开始流式细胞仪的设计、研发和生产，迄今已推出了中国自主研发的具有绝对计数功能的从单激光至三激光甚至可同时分析高达 13 种荧光颜色的流式细胞分析仪 BriCyte E6, NovoCyte 系列等。这些流式细胞仪不仅从性能上能够和国外仪器比肩，也有着自身的特色和优势。例如，具有对插拔滤光片、通道配置更改及升级简便、灵活，能够 24 管 /40 管及 6/24/96x 多孔板上样等功能。

进入 21 世纪.随着光电技术、计算机技术进一步发展，流式细胞仪已开始向模块化、经济型发展。其光学系统、检测器单元和电子系统更加集成化，并可按照使用要求进行灵活的调整和更换。临床型的仪器追求更加自动化的操作，包括自动样本处理及与 LIS 的双向通讯等。

二、流式细胞仪的分类

流式细胞仪大体可以分为三类。第一类为临床型，亦称台式机。其机体较小，仪器的光路调整系统固定，自动化程度高，操作简便，功能相对简单，容易掌握，适合临床实验室常规分析使用。第二类为科研型，又称大型机、综合型。这类仪器体积较大，功能齐全，分辨率高，既具有分析功能又有快速分选功能。除能满足临床实验室的需求外，还可以进行细胞内的 PH 值、膜电位、染色体核型分析等科研工作。快速高效的分选功能可将含量较低的目的细胞从细胞群中分离出来，进行选择性细胞培养或单细胞的生物学行为测试，广泛用于单克隆抗体的筛选和细胞株的纯化。科研型仪器每天开机时需进行光路调整，须有经验的人员操作。第三类为近几年间世的新型仪器，选用了 2-4 根激光管，可提供的分析参数多。分选仪可实现高速 4 路分选，分析速度可以达到每秒 50000 个，通过软件自动调控仪器，能满足多种学科研究的要求。

三、流式细胞仪的原理

(一) 流式细胞仪的分析原理

样本在专用试管内经特异荧光染料染色后，插入仪器的采样槽（也称样品台）中。在仪器提供的压力作用下，样品悬液被进样针吸进仪器并喷射人流动室。在流动室内销液的沉体动力学聚焦作用下，悬液中的细胞或颗粒被排列成一个一个的单细胞流。高速流动的圆形鞘流束通过检测区域时，单个排列的细胞或颗粒与激光束垂直相交,与样本结合的荧光染料被激发后发出特定波长的荧光,同时产生散射光。特征荧光信号被呈90°角方向放置的光电倍增管检测;散射光强度由前向角和侧向角(90°)光电二极管接收,信号经放大、整理并转换为电信号,输入计算机系统进行相应的数据处理。分析结果在显示器屏幕上显示,或打印出来,还可以数据文件的形式存储在硬盘上作进一步分析或备份。

前向小角度进行的光散射信号检测主要反映细胞的体积大小和形态;90°散射光信号强度可反映细胞部分结构的信息,如细胞内颗粒的结构的数量与形状、细胞核的形状;荧光信号的接收方向与激光束垂直,经过一系列双色性反射镜和带通滤光片的分离,形成多个不同波长的荧光信号。这些荧光信号的强度代表了所测细胞与膜表面抗原的强度,或细胞质中靶蛋白的含量、细胞 DNA/RNA 的含量、细胞 DNA 断裂等信息。

(二)流式细胞仪的分选原理

流式细胞仪的分选功能是根据所测定的各个参数将指定的细胞从细胞群中分离出来。细胞的分选是通过分离含有单细胞的液滴而实现的,多采用液滴偏转技术。流式细胞仪的分选方法分为通道式和电荷式两种。通道式分选的速度较慢,逐渐被电荷式分选所替代。

电荷式原理分选特定细胞时,流动室喷口上方的压电晶体在高频倍号的控制下产生机械振动,流动室也产生同频率的振动,使通过检测区域的液流束断裂成为一连串均匀的液滴,液滴的形成速率约为每秒 3 万个,其中仅有少量的液滴中含有细胞,大部分是不含细胞或颗粒的空白液滴。由于各类细胞或颗粒的特征信息已经在光学检测区被测量并储存,因此当某类细胞的性质符合分选的条件时,FCM 就在形成液滴时给含有此类细胞的液滴充以特定的电荷。带电荷的液滴向下落入偏转板间的静电场,依据所带电荷的不同分别向左或向右偏转,落入指定的收集器内,不符合分选条件的液滴不被充电,直接落入废液槽中,完成细胞分类收集的工作。

四、流式细胞仪的临床应用与展望

(一) 流式细胞仪的临床应用

1. 免疫分析中的应用

流式细胞仪广泛应用于免疫学理论研究和临床实践。如：可对细胞表面的抗原成分进行标记分析；区别多种细胞特性；细胞周期或 DNA 倍体与细胞表面受体及抗原表达的关系研究；淋巴细胞及其亚群分型、淋巴细胞功能分析、淋巴细胞亚群与疾病的关系分析；肿瘤细胞的免疫检测；机体免疫状态的监测；免疫缺陷病的诊断和器官移植后的免疫学监测等。

2. 血液检测中的应用

在自身免疫性疾病中，某些 HLA 抗原的检出率比正常人群的检出率高，最典型的疾病是强直性脊柱炎，其外周 HLA-B27 的表达及表达程度与疾病的发生有很高的相关性。FCM 在淋巴瘤及血液病的发病机制、诊断、治疗和预后判断方面都具有重要的价值，在血液细胞的分类、分型，造血细胞分化的研究，血细胞中各种酶的定量分析等方面得到了广泛应用。

3. 细胞生物分析中的应用

流式细胞仪在细胞生物学中的应用广泛。如细胞周期分析、DNA 倍体、细胞表面受体和抗原表达等。在染色体、精子和生精细胞的研究、遗传学、微生物、病毒和高等植物等方面也有广泛的应用。

4. 肿瘤检测中的应用

FCM 在肿瘤学研究方面已成为其主要研究的手段之一。利用 DNA 含量测定，进行癌前病变及早期癌变的检出、化疗指导以及预后评估等工作。近年来随着荧光细胞化学技术的发展和荧光标记单克隆抗体的完善，为流式细胞技术研究各种肿瘤抗原、肿瘤蛋白、致癌基因等提供了新方法，极大地提高了肿瘤学的研究水平。

5. 药物监测中的应用

FCM 不仅可以检测药物在细胞中的分布和研究药物的作用机制，也可以用于新药的筛选。不同类型的肿瘤对化疗药物的敏感性不同，如利用 FCM 进行细胞周期分析，适当选择周期特异性药物或非周期特异性药物。

（二）流式细胞仪展望

流式细胞技术从 20 世纪 80 年代开始用于 AIDR 诊断、病情判断和疗效监测，流式细胞仪正式加入临床检验仪器的行列，并不断延伸到血液病、肿瘤学、免疫监测、感染、骨髓移植和器官移植等各个临床学科领域，尤其是白细胞免疫分型和造血干细胞移植治疗已经离不开流式细胞仪。

未来的流式细胞仪将向着多元化发展：一方面，临床型流式细胞仪的发展方向是更高通量、更加自动化、性能更稳定和更符合生物安全要求；同时，更快的检测速度、更强大和专业化的数据处理能力以及软件分析功能也是追求的目标；另一方面，为满足蛋白质组学、细胞组学和细胞治疗发展的需求，用于科研的流式细胞仪在分析能力、分选的纯度和精确度上将会有更大的提高。

单光源、逐级增色无限多色和细胞立体切割分析功能，智能化、微小体积、便捷操作界面的仪器与公用的分析软件、共享的云数据和专家平台是展现在我们面前的未来的流式细胞仪和流式细胞技术。

第二节　流式细胞仪的构成及性能

一、流式细胞仪的基本结构

流式细胞仪的结构主要包括流动室与液流驱动系统、激光光源与光束成形系统、光学系统、信号检测与分析系统、细胞分选系统等。

(一) 流动室与液流驱动系统

流动室 (flow chamber or flow cell) 是 FCM 的核心部件，由石英玻璃制成，并在石英玻璃中央开一个孔径为 $430\mu m \times 180\mu m$ 的长方形孔，供细胞单个流过。流动室的光学特性良好，检测区位于该孔的中心或下方，配上广角收集透镜，可获得很高的检测灵敏度和测量精度。液流驱动系统由两套紧密联系而又互相独立的液流组成，即鞘液流和样品流。鞘液流从鞘液桶开始，流经专门的管道进入喷嘴，经喷嘴的小孔形成稳定的液流。样品流是上样分析的含有样品细胞的液体流，样品流开始于样品管，经过专用管道进入喷嘴，然后与鞘液一起从喷嘴口射出形成液流，最后经废液孔流入废液筒。流动室内充满了鞘液，鞘液将样品流环绕形成流体动力学聚焦，使样品流不会脱离液流的轴线方向，并且保证每个细胞通过激光照射区的时间相等，从而得到难确的细胞荧光信息。

流动室与液流驱动系统的结构见图11-1。空气泵产生压缩空气，通过鞘流压力调节器在鞘液上加一桓定压力，使鞘液以稳定的流速通过流动室。调高进样速率，通过缩短细胞问的距离，使单位时间内流经激光测量区的细胞数增加，可以提高采样分析的速度。当检测分辨率要求高时，应选用低速进样。

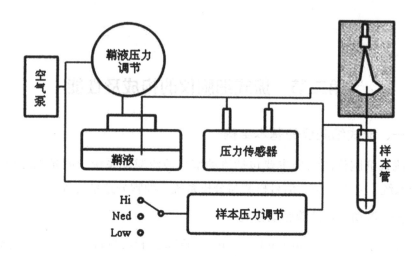

图 11-1 流动室与液流驱动系统的结构示意图

(二)激光光源与光束成形系统

FCM 大多采用氩离子气体激光器,激发波长多为 488nm。激光器的分类方法有很多,最常用的分类方法是根据其发射的激光波长来分,除了 488nm 的蓝光激光器外,还有常用的 635nm 的红激光器、405nm 的紫激光器、355nm 的紫外激光器和新开发的 560nm 黄激光器、610nm 的橙激光器。这些激光器的组合使用拓宽了荧光染料的应用范围。

激光(laser)是一种相干光源,它能提供单波长、高稳定性和高强度的光照,是细胞微弱荧光分析的理想光源。激光光束在到达流动室前,经过透镜将其聚焦,形成几何尺寸约 $22\mu m \times 66\mu m$,即短轴稍大于细胞直径的光照(图 11-2)。这种椭圆形的光斑激光能量呈正态分布。为保证样品中的细胞是一个一个分别受到光照并且受光照强度一致,须将样品流与激光束正交相交于激光能量分布峰值处。

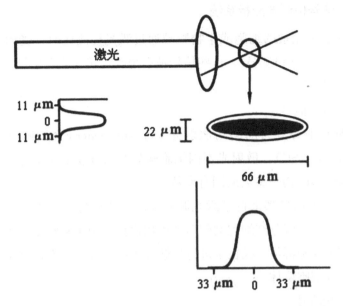

图 11-2　激光聚焦及焦点能量分布示意

(三) 光学系统

FCM 的光学系统由若干组透镜、滤光片和小孔组成，它们可以将散射光和不同波长的荧光分离开来，分别传送给不同的电子探测器进行收集。

FCM 的光学系统中主要的光学元件是滤光片（filter），分为长通滤光片、短通滤光片和带通滤光片三类。

1. 长通滤光片

长通滤光片使特定波长以上的光通过，特定波长以下的光不能通过。如 LP555 滤光片，只允许 555nm 以上的光通过，555nm 以下的光被反射。

2. 短通滤光片

短通滤光片使特定波长以下的光通过，特定波长以上的光被反射，如 SP605 滤光片，只允许 605nm 以下的光通过，605nm 以上的光被反射。

3. 带通滤光片

带通滤光片允许特定波长范围内的光通过，波长在该范围以外的光将被反射。滤光片上有两个数值，一个为允许通过光波长的中心值，另一个为允许通过光波段的范围值，如 BP530/40 表示允许 510-550 nm 波长的光通过。

(四) 信号检测与分析系统

当标记荧光素的细胞或生物颗粒通过激光检测区时，受激光激发而产生荧光信号和散射光信号。这些信号被系统收集转化成电信号，最后被计算机分析处理。

1. 散射光信号

散射光主要分为前向角散射光（forward scatter,FSC）和侧向角散射光（side scanner, SSC）。散射光不因细胞样品的制备技术如染色等而改变，因此被称为细胞的物理参数或固有参数。

以上两种信号都来自于激光源光束，其波长与激光相同。利用这两个参数组合，可以区分红细胞裂解后的外周血白细胞中粒细胞、单核细胞和淋巴细胞三个细胞群体，或在未进行裂解红细胞处理的全血样品中找出红细胞和血小板等细胞群体。

2. 荧光信号

当激光光束与细胞正交时，一般会产生两种荧光信号。一种是细胞自身发出的微弱荧光，称为自发荧光；另一种是细胞携带的标记特殊荧光素受激发而得到的特异荧光，特异荧光比自发荧光强很多倍，通过对这类荧光信号的检测和定量分析能了解所研究的细胞的数量和生物颗粒的情况。

可供选择的荧光素多种多样，由于分子结构不同，其荧光激发光谱和发射光谱也各不相同。选择染料或所标记的荧光素必须考虑仪器所配置的光源波长，目前临床型 FCM 常配置的激光器的波长为 488nm，通常选用的染料有碘化丙啶（propidium iodide,PI）、藻红蛋白（phycoerythrin,PE）、异硫氰酸荧光素（fluorescein isothiocyanate,FITC）和多甲藻叶绿素蛋白（peridinin chlorophyll protein,PerCP）等。多数 FCM 检测荧光方向与侧向散射光相同，荧光信号的接收方向与激光束—液流形成平面垂直，经过光学系统的分离。形成多个不同波长的荧光信号。

(五) 细胞分选系统

细胞分选系统能将带有某种特性的目的细胞从混杂的细胞群体中分离出来，进一步对目的细胞作细胞培养、克隆研究或观察细胞的生物学行为等研究工作。下面以荷电式分选装置为例说明细胞分选系统的结构和功能。

荷电式分选装置主要包括压电晶体、喷嘴、液流充电电路和高压电极板。图11-3为荷电式分选装置模拟图。

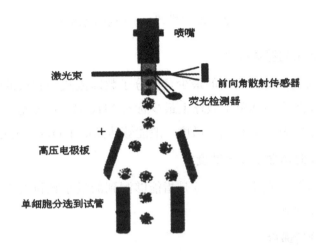

图 11-3　荷电式分选装量模拟图

二、流式细胞仪的主要性能指标

流式细胞仪的性能指标主要有仪器的分辨率、荧光测量灵敏度、前向角散射光检测灵敏度、仪器的分析速度以及分选指标。

(一) 流式细胞仪的分辨率

分辨率是衡量仪器测量精度的指标，通常用变异系数（coefficient of variation,CV）来表示，CV 的计算有两种方式，一种是通过标准误差计算得到，还有一种是通过半高蜂宽计算得出：$CV = \dfrac{\delta}{\mu} \times 100\%$，其中，δ 是分布的标准误差，μ 是分布的平均值。

用流式细胞仪检测一组含量完全相等的的样本，理想情况下 CV 值应该为零，用 FCM 测量曲线表示为垂直于横轴的直线。但在流式细胞仪分析测试过程中，会引入样本含量本身的误差、样本进入测量区时激光强度的微弱变化、仪器本身的测量误差等，测得的 CV 值很难达到理想状态，实际得到的是一呈正态分布的曲线，CV 值越小则曲线分布越窄越集中，测量误差就越小，一般要求 FCM 的 CV 值小于2%。

CV 值的计算还可以用半高峰宽来计算。半高峰宽是指在测量曲线峰高量得到的峰宽，以 μ 代表峰顶对应的荧光道数，它与 CV 有以下的关系：

$$CV = \frac{半高峰宽}{\mu} \times 0.4236 \times 100\%$$

(二) 荧光测量灵敏度

流式细胞仪能检测到的最少荧光分子数即流式细胞仪的荧光检测灵敏度。一般以能检测到单个微球上最少标有 FITC 或 PE 荧光分子的数目来表示。现代的 FCM 荧光检测灵敏度一般能够达到低于 600 个荧光分子。

(三) 前向角散射光灵敏度

前向角散射光检测灵敏度是指能够测到的最小颗粒大小测直径为 0.2–0.5 μm 的生物颗粒。

(四) 分析速度

流式细胞仪的分析速度以每秒采集分析的细胞个数来表示。当细胞流经过测量区的速度超过 FCM 响应速度时，细胞产生的荧光信号将不能被仪器采集分析，这段时间称为 FCM 的死时间，死时间越短，仪器处理数据的速度越快，仪器性能相对较好。一般分析速度可以达到每秒 3000–6000 个，大型机已达到每秒几万个细胞的分析速度。

(五) 流式细胞仪的分选指标

流式细胞仪的分选指标主要包括分选速度、分选纯度和分选收获率。

1. 分选速度

FCM 最高分选速度可以达到每秒上万个细胞。

2. 分选纯度

分选纯度是指分选的目的细胞占分选出细胞的百分比到 99% 左右。

3. 分选收获率

分选收获率是指被分选出的细胞占样品溶液中该细胞的百分比。通常情况下，分选纯度和分选收获率是互相矛盾的，分选纯度提高则分选收获率降低，反之亦然。

第三节 流式细胞仪的校准、维护保养

一、流式细胞仪的校准

逐步发展起来的流式细胞检验技术和流式细胞仪，已成为临床检验中的常用技术与设备。在 FCM 检测过程中，应对各工作环节和仪器性能进行严格的质量控制和规范化操作，保证检测数据的可靠性，为临床分析和科学研究提供准确的信息。为避免 FCM 在使用过程中由于仪器条件的漂移而引起的检测误差，必须每天采用参考标准品对仪器进行校准，以保证 FCM 在工作过程中，液流系统、光学系统和电子系统处于最佳工作状态，从而保证样品检测的准确性和特异性。

1. 光路与流路校准

校准是为了确保激光光路与样品液流束处于正交状态，使 FCM 检测时的变异最小，从而控制仪器检测结果的 CV 值。光路与流路的校准物是一群具有标准大小的荧光微球，其物理性质、生物学特性和化学特性均经过标定。用其对 FCM 进行校准验证，所获得的 CV 值越小，说明仪器工作状态下的精度越高。通常 CV 值应控制在 2% 以下。

2. 光电倍增管（PMT] 校准

FCM 在使用过程中，随着时间的增加，光电倍增管的放大功率会有所下降，对检测的灵敏度会产生影响。为保证样品检测时 FCM 处于最佳工作状态，采用多色标准微球进行校准。必要时进行电压补偿，使 FCM 的检测灵敏度不会随 PMT 的放大功率的下降而降低。

3. 绝对计数的校准

在进行临床检验时，常需要对测定细胞进行绝对计数。为保证 FCM 在计数时的准确性，应用绝对计数标准品进行校准。该绝对计数标准品是已知标定的，加以计算 5000 个微球为 450μl 作为设定标难，上机测定如不是此标准，则通过计算修正绝对计数管的内参标准微球数进行校正。

二、流式细胞仪的维护保养

1. 流式细胞仪的维护常识

①如果每天连续工作24h至少要关机一次；②重新启动激光源必须在仪器关闭30 min之后；③每个月至少进行一次系统管路的清洗；④每月清洗鞘液筒一次；⑤每2-4周清洗一次空气滤膜；⑥分析管路要定期检查维护。

2. 使用流式细胞仪的注意事项

① FCM的激光电源应使用不间断电源（UPS），并用稳压器；②实验场所注意避光持室温18-24℃，相对湿度＜85％；③安装单独的地线；④ FCM应由经过培训的人员管理和操作。

三、流式细胞仪的常见故障排除

1. 鞘液压力报警及排除

故障产生原因：鞘液压力固定输出为4PSI，一般由与鞘液相关的管道漏气引起或由于调压阀偏移，极少数由传感器问题引起。

故障的排除：拧紧鞘液筒盖子；若鞘液筒上接头老化导致漏气，应更换接头；调节压力调节阀。

2. 真空压力报警及排除

故障产生原因：废液不能正常排放或液面水平传感器自身损坏导致的错误报警。

故障的排除：更换液面传感器，应急处理时可以拔出传感器插头'检查排废管道是否堵塞。

3. 系统压力报警及排除

故障产生原因：由于系统内部压力小，使压力表和气泵压力表显示值低；气水隔离瓶漏气；交流电磁阀不密封；电源箱接头松动；主机管道可能漏气。

故障的排除：调节压力表使其等于或略大于30PSl；检测气水隔离瓶是否漏气，检查交流电磁阀；检查电源箱面板接头是否插紧；检查主机管道是否漏气或管道脱落情况。

4. 样品压力报警及排除

故障产生原因：由于试管口变形或有裂缝、试管尺寸不合、进样针上方的O形橡圈老化。

故障的排除：更换流式细胞仪专用试管；更换O形橡圈。

第十二章　分子诊断检测仪器

目前，分子诊断技术已广泛应用到生命科学、医学研究、遗传工程、法医学、考古学和临床检验等多个领域。随着这一技术的广泛应用，各种分子诊断检验仪器也不断研制推出，如 PCR 扩增仪、全自动 DNA 测序仪、蛋白质自动测序仪等，已成为临床及医学实验室必不可少的检测仪器。

第一节　PCR 扩增仪

聚合酶链反应（polymerase chain reaction,PCR）是指在 DNA 聚合酶催化下，以母链 DNA 为模板，以特定引物为延伸起点，通过变性（denature）、退火（anneal）、延伸（extension）等步骤，体外复制出与母链模板 DNA 互补的子链 DNA 的过程。它是一项 DNA 体外合成放大技术，能快速特异地在体外扩增任何目的 DNA。PCR 技术自 1983 年问世以来，因其对特定核酸序列在短时间内的极大的扩增效率，已广泛应用于医学、生物学领域，成为现代分子生物学研究中无可替代的检测技术。PCR 用于疾病的临床诊断，使人们拥有了从对蛋白分子的表型认识进一步深入到了遗传物质——核酸分子探索的有力工具，也使得临床检验诊断学科中的临床分子诊断这一分支得到了飞速发展。1988 年，世界上第一台 PCR 扩增仪推出，此后，随着 PCR 技术的飞速发展和广泛应用，各种相关设备相继涌现。目前，国内外临床实验室使用最广泛的是实时荧光定量 PCR 技术，该技术可有效避免传统 PCR 技术因各种因素的影响而造成假阴性或假阳性的缺点，使检测的特异性、灵敏度、重复性、定量的难确性以及反应速度等方面得到大大提高。

一、PCR 扩增仪的工作原理

（一）PCR 技术的基本原理

PCR 技术是在模板 DNA、引物和四种脱氧核糖核苷酸存在下，依赖于

DNA 聚合酶的酶促合成反应，DNA 聚合酶以单链 DNA 为模板，借助一小段双链 DNA 来启动合成，通过一个或两个人工合成的寡核苷酸引物与单链 DNA 模板中的一段互补序列结合，形成部分双链。在适宜的温度和环境下，DNA 聚合酶将脱氧单核苷酸加到引物 3'-OH 末端，并以此为起始点，沿模板 5'-3' 方向延伸，合成一条新的 DNA 互补链。

PCR 反应的基本成分包括：模板 DNA（待扩增 DNA）、引物、4 种脱氧核苷酸（dNTP）、DNA 聚合酶和适宜的缓冲液。类似于 DNA 的天然复制过程，其特异性依赖于与靶序列两端互补的寡核苷酸引物。PCR 由变性—退火—延伸三个基本反应步骤构成。①模板 DNA 的闭温变性：模板 DNA 经加热至 94℃并保温一定时间，使模板 DNA 双链或经 PCR 扩增形成的双链 DNA 解离，使之成为单链，以便与引物结合，为下轮反应做准备。②模板 DNA 与引物的低温退火（复性）：模板 DNA 经加热变性成单链后，温度降至 55℃，引物与模板 DNA 单链的互补序列配对结合。③引物的适温延伸（72℃）：DNA 模板—引物结合物在 TaqDNA 聚合酶的作用下，以 dNTP 为反应原料，靶序列为模板，按碱基配对与半保留复制原理，合成一条新的与模板 DNA 链互补的半保留复制链。变性—退火—延伸三个基本反应步骤构成一个循环，每完成一个循环需 2-4mm，每一循环新合成的 DNA 片段继续作为下一轮反应的模板，经多次循环（25-40 次），1-3h 即可将待扩增的 DNA 片段迅速扩增至几百万甚至上千万倍。

（二）PCR 扩增仪的工作原理

由上述 PCR 技术的基本原理可知，PCR 基因扩增仪的工作关键就是温度的精确控制，其温度的快速变化通过内装的程序或计算机软件进行控制。不同厂家不同型号的 PCR 扩增仪的原理各有不同，其加热制冷机制、温度控制和功能设置方式都不尽相同。从历史沿革来说，PCR 基因扩增仪有如下四种控温方式。

1. 水浴锅控温

以不同温度的水浴槽串联成一个控温体系，分别满足 94℃、55℃ 和72℃三种温度的要求。样品管在这三个档中浸泡，完成变性、退火、片段延伸 3 个过程，样品在每个槽中停留的时间和槽间的移动由微机控制并通过机械臂完成。水浴槽温度在一定范围内可调，恒温精度可优于 ±1%。其优点是温度变化快、控温准确、效果明显，价格相对较低，缺点是以室温为温度下限，不能实施复杂的操作程序，仪器体积较大，自动化程度不高，目前已较少应用。

2. 压缩机控温

由压缩机自动控温，金属导热，控温较水浴锅方便，但压缩机故障率高，边缘效应及温度的升降失控现象严重而影响引物与模板的特异性结合，因此，压缩机控温目前也已较少应用。

3. 半导体控温

由半导体自动控温，金属导热，控温方便，体积小，相对稳定性好，但仍有边缘效应及升温失控现象，温度均一性也不十分理想。

4. 离心式空气加热控温

采用空气作为导热媒介，由金属线圈加热.温度均一性好，各扎扩增效率高度一致，可满足荧光定量 PCR 的高要求，安全程度高。

二、PCR 扩增仪的分类与结构

(一) PCR 扩增仪的分类

总体来说，PCR 基因扩增仪可以分成普通 PCR 扩增仪和实时荧光定量 PCR 扩增仪两大类。普通 PCR 扩增仪即通常所说的定性 PCR 扩增仪，主要做定性分析和扩增基因片段。经过多年的不断改进与完善，其功能日益增多，已衍生出带温度梯度功能的梯度 PCR 仪以及带原位扩增功能的原位 PCR 仪等。

实时荧光定量 PCR 扩增仪是在普通 PCR 扩增仪的基础上，再配备一组激发和检测装置所构成的荧光检测系统而成。实时荧光定量 PCR 扩增仪可以完成普通 PCR 仪的工作，无需做电泳分析，可一步完成检测，其自动化程度高，主要用于定量分析和确定基因转录水平。按照工作原理的不同，实时荧光定量 PCR 仪可分为变温金属块实时定量 PCR 仪、离心式实时定量 PCR 仪及各孔独立控温的定量 PCR 仪等三类。变温金属块实时定量 PCR 仪是在原位 PCR 仪的基础上，增加荧光激发和检测模块，升级为荧光定量 PCR 仪，其中心为铝或不锈钢制成的热槽，上有数目不等的凹孔放置样品管，其优点是温度传导较快，但温度的均一性差，有边缘效应；离心式实时定量 PCR 仪的扩增样品槽被设计为离心转子的模样，借助空气流动，通过离心使空气加热，增强导热性，转子在反应过程中以恒定的低速旋转，使得样品间的温度均一性良好，能保证同一热反应室提供完全相同的反应条件，但可容纳的样品量少，需用特殊的毛细管作样品管；各孔独立控温的定量 PCR 仪，有 16 个样品槽，不同样品槽分别拥有独立的智能升降温模块，每个控温模块控制一个样品槽，各孔独立控温，可以在同一台定量 PCR 仪上分别进行不同条件的定量 PCR 反应，随时利用空置的样品槽开始其他定量反应，使用效率高。

(二) 普通 PCR 扩增仪的结构

1. 普通定性 PCR 扩增仪

普通定性 PCR 扩增仪主要出机械自动装置和温度循环装置两部分构成 (有的仪器还有一些附加装置)。机械自动装置的形式、规格多样，主要作用是完成样品的二维传递；温度循环装置随变温方式的不同，其结构各不相同。如水浴式 PCR 仪一般由三个不同温度的水浴槽和机械臂组成，变温金属块式 PCR 仪，其中心由铝块或不锈钢制成热槽，上有不同数目、不同规格的凹孔，变湿气流式 PCR 仪，由机壳、热源、控制器及辅助元件等组成。

2. 梯度 PCR 仪

梯度 PCR 仪除具有普通 PCR 仪的结构外，还具有特殊的温度梯度模块。每个孔的温度在指定的范围内按照梯度设置，可实现对温度和时间等参数的梯度调整。根据结果，只需一步就可筛选出最佳反应条件，优化变性温度和延伸温度。使用梯度 PCR 仪，多种变性温度和延伸温度的不同试验可在一台仪器上同时完成，简化了摸索 PCR 反应条件的繁琐试验，大大提高工作效率。

3. 原位 PCR 仪

原位 PCR 仪是在组织细胞里进行 PCR 反应的一种基因扩增仪。由主机、加热模块、玻片、热盖和控制软件组成。其样品基座上带有若干平行的铝槽，每条铝槽内可垂直放置一张载破片，与铝槽紧密接触，温度传导快速并控制精确。它结合了具有细胞定位能力的原位杂交和高度特异敏感的

PCR 技术的优点，可以对细胞或组织内的 DNA 片段进行原位扩增分析（即定位分析），而不破坏组织细胞。既能分辨签定带有靶序列的细胞，又能标出靶序列在细胞内的位置，可于分子和细胞水平上研究疾病的发病机理和临床过程及病理的转变。

（三）实时荧光定量 PCR 扩增仪的结构

实时荧光定量 PCR（real-time fluorescent quantative PCR）是指在 PCR 反应体系中加入特定的荧光染料或探针，利用荧光信号积累实时监测整个 PCR 反应进程，最后通过标准曲线对未知模板进行定量分析的方法。实时荧光定量 PCR 扩增仪的扩增原理和普通 PCR 仪扩增原理相同，只是扩增时加入的引物是利用同位素、荧光素等进行标记，使引物和荧光探针同时与模板特异性结合扩增。扩增的结果通过荧光信号采集系统实时采集信号连接输送到计算机分析处理系统得出量化的实时结果。

实时荧光定量 PCR 仪的荧光检测系统主要包括激发光源和检测器两部分。激发光源有卤钨灯光源、氩离子激光器及发光二极管（LED）。前者可配多色滤光片，提供不同波长的激发光。检测系统常用超低温电荷精合器（CCD）成像系统和光电倍增管（PMT）。前者可以同时多点多色成像，后者灵敏度高但一次只能扫描一个样品，需要通过逐个扫描实现多样品检测，对于大量样品来说需要的时间较长。

三、PCR 仪的使用与管理

PCR 技术作为现代分子生物学检测的先进手段之一，为多种疾病提供了核酸的诊断依据，但 PCR 技术是一种基因扩增技术，作为一种分子生物学检测手段其灵敏度达到 fg 级，细微的变异将会带来极大的误差，因此建立 PCR 实验室必须进行严格科学管理。

（一）PCR 仪检测质量管理

1. 人员的管理与培训

从事 PCR 实验室工作人员，需受过临床基因扩增实验室基础知识和技能的培训并获得上岗证书，具备医学检验和微生物检验的基本知识，且对 PCR 的原理、应用范围、局限性及发生污染的每一个环节充分了解，熟悉操作规程，善于分析试验结果。同时为了加强专业知识和技能的训练，应不定期外请专业人员进行培训和派送相关人员外出学习、做好后备人员的培养。

2. 实验室建设规范化

质量控制除在实验用房安排上要符合要求、防止污染外，方法、仪器、使用工具的优选与标准化、规范化也十分重要。同时，要遵循分区工作原则。PCR 工作程序，主要包括标本处理、PCR 扩增及产物分析等阶段，应在不同的工作区间进行，各区间工作用具等要固定使用。实验室保持洁净，也是实验成功的关键。

3. 仪器的校准

仪器性能稳定调试校准好是基因操作的前提条件，加样枪应及时的校准及保养维护，PCR 检测仪每年应由仪器厂家对仪器进行检修和校准；对冰箱和加热模板应每日记录其温度，有效地控制实验的条件。及时升级或更新已老化的仪器设备，保证 PCR 检测实验结果的准确。

4. 实验室污染的排除

在实验的操作过程中，必须戴一次性手套、帽子，并经常更换，加样器、吸头等必须经高压处理，避免交叉污染，防止核酸酶的污染。工作结束后必须立即对工作区进行清洁，可有效灭活扩增产物。PCR 反应常见的污染原因：①标本间交叉污染，为避免样本间的交叉污染，加入待测核酸后，必须盖好反应液的反应管，必须有明确的样品处理和灭活程序；② PCR 试剂的污染，主要是由于在 PCR 试剂的配置过程中加样枪、容器、双蒸水及其他溶液被 PCR 核酸模板污染；③ PCR 扩增产物污染，主要是气溶胶污染，在操作过程中，必须有高度的责任感，熟练掌握基因操作的技巧，基因操作需要实验技巧，是质量保证体系的重要部分。

5. 样本的采集

常用于基因扩增检测的临床标本包括血、痰、CSF、尿及分泌物等。标本的收集应在实验室工作区域之外进行，样本采集后应及时分离或 −20℃保存。采集样本时，必须注意防止来自采样者的皮屑或分泌物的污染，采样时必须戴一次性手套、帽子。玻璃器皿在使用前应高压处理，可使核酸酶永久性失活。

（二）PCR 仪的维护与保养

虽然 PCR 仪器不是一种计量仪器，但其主要作用原理与基本计量要素密切相关，要求较高，所以 PCR 仪器也需要定期检测和维护，对依赖自然风降温的 PCR 仪器尤为重要。在仪器的维护保养中，需要注意以下问题：

（1）PCR 仪器需要定期检测，视制冷方式而定，一般半年至少一次。

（2）PCR 反应的要求温度与实际分布的反应温度是不一致的，当检测发现各孔平均温度差偏离设置温度大于 $1–2°C$ 时，可以运用温度修正法纠正 PCR 实际反应温度差。

（3）PCR 反应过程的关键是升、降温过程的时间控制，要求越短越好，当 PCR 仪的降温过程超过 60 秒，就应该检查仪器的制冷系统，对风冷制冷的 NB 仪要较彻底地清理反应底座的灰尘；对其他制冷系统应检查相关的制冷部件。

（4）一般情况如能采用温度修正法纠正仪器的温度时，不要轻易打开或调整仪器的电子控制部件，必要时要请专业人员修理或利用仪器电子线路详细图纸进行维修。

四、PCR 扩增仪的临床应用

PCR 技术以其快速、灵敏、特异、可靠等优点而被广泛应用到医学领域。从病原微生物检测的角度考虑，PCR 技术的应用以长程培养或无法分离培养者为优先考虑；从遗传病考虑，则以有明确基因突变而引起疾病者适于 PCR 检验；从肿瘤诊疗考虑，PCR 技术可以研究发病机制及治疗中的耐药问题等。

1. PCR 技术在病原体基因检测中的应用

应用 PCR 及其相关技术检测病原体基因成为临床诊断病原体感染的有效方法之一。目前应用 PCR 技术进行临床常规检测的病原体有结核分枝杆菌（TB）、HBV、HCV、军团菌和衣原体等。

2. 遗传病的分子诊断和研究

用胎儿羊膜细胞、羊水甚至母血均可以检查胎儿的性别，这在与性染色体关联的遗传病诊断中是必要的。对于高发的遗传病分子诊断已在临床应用多年，为优生优育作出了贡献。对于有遗传倾向的疾病尤其是老年性疾病，如糖尿病、高脂血症、原发性高血压等，目前临床上均是应用 PCR 及相关技术进行检测。

3. 癌基因的检测和诊断

癌基因、抗癌基因、抗转移基因、抗肿瘤药物的耐药性研究，均已进入分子水平。临床上已应用 PCR 及其相关技术检测的有白血病残留细胞的定量（包括慢粒和急粒），肺癌中 P53 及 Rb 等抗癌基因的失活，神经质瘤 N-myc 基因的激活和表达等。通过原位杂交观察特定癌基因及抗转移基因的植入和反义寡核苷酸对强表达癌基因的阻断均已成为近代基因治疗的研究热点。

4. 在骨髓或脏器移植配型及动物种系研究中的应用

骨髓或器官移植配型中，重要的是了解供、受者之间的 HLA 基因型是否相同。血清学表型相同者基因型不一定相同，每一种血清学特异性有若干等位基因型，而基因型比血清型更具多态性。分析被检标本的基因型比鉴定血清学表型更难确。骨髓移植供、受者之间 HLA 抗原 1 个氨基酸的差异就可能引起急性排斥反应。传统的血清学 HLA Ⅱ类分型方法，高质量的定型血清来源困难，存在交叉反应，对抗原特异性确定有出入。而且血清学表型的判定还受分离 B 淋巴细胞的纯度与活力、补体质量等因素的影响，导致比较高的分型错误率。目前应用 PCR 技术检测 HLAI 类抗原和 Ⅱ类抗原位点的等位基因，大大降低了错配率。

5. 在法医学中的应用

应用 PCR 技术进行 DNA 指纹、个体识别、亲子关系鉴定及法医物证监定达到通过一根头发、一个细胞、一个精子就能取得个体特征图谱的水平。

第二节 基因测序仪

基因是控制性状的基本遗传单位，在医学上对某种遗传疾病的研究等离不开对 DNA 或 RNA 的序列进行测定。基因测序也成为生物学研究的重要手段。

一、基因测序仪的发展历史

DNA 测序技术成熟于 20 世纪 70 年代中后期，到目前为止有三个阶段测序技术。

1. 第一代测序技术 1975 年 Sanger 和 Coulson 发明了 "P1us and Minus"（俗称 "加减法"）测定 DNA 序列；1977 年 Maxam and Gilbeet 发明了化学降解法测序；1977 年 Sanger 引入 ddNTP（双脱氧核苷三磷酸），发明了著名的双脱氧链终止法。双脱氧链终止法有效控制了化学降解法中化学毒素和放射性核素的危害，在随后的 20 多年得到很好的应用。自此，人类获得了窥探生命遗传差异本质的能力，并以此为开端步入基因组学时代。

2. 第二代测序技术 随着人类基因组计划的完成，人们开始进入后基因组时代。科学家逐步测出多种生物的序列，传统的测序技术已经无法满足高通量和高效率的大规模基因组测序，第二代 DNA 测序技术就诞生了。第二代测序技术主要指应用焦磷酸测序原理的 454 测序技术、应用合成测序原理的 Solexa Genome Analyzer 测序平台及使用连接技术的 Solid 测序平台。第二代测序技术大大降低了测序成本的同时，还大幅提高了测序速度，并且保持了高准确性，以前完成一个人类基因组的测序需要 3 年时间，而使用二代测序技术则仅仅需要 1 周，但在序列读长方面比起第一代测序技术则要短很多。第二代测序技术很好应用于单核苷酸多态性（Single Nucleotide Polymophism,SNP）的研究，对探索人类的遗传及基因病有极大的意义。

3. 第三代测序技术 在遗传学中，成千上万的基因组需要分析，高通量的二代技术还是面临成本高、效率低、准确度不是很高等的难题，第三代测序技术已经开始崭露头角。第三代测序技术主要有 SMRT 和纳米孔单分子测序技术。与前两代相比，它们最大的特点就是单分子测序，测序过程无须进行 PCR 扩增。

这三代测序技术的特点比较见表11-1。其中测序成本，读长相通量是评估该测序技术先进与否的三个重要指标。

表 12-1 测序技术的比较

	测序方法	检测方法	大约波长（碱基数）	优点	相对局限性
第一代	桑塔-毛细管电泳测序法	荧光/光学	600-1000	高波长，准确度一次行达标率高，能很好处理重复序列和多聚序列	通量低；样本制备成本高，是指难以做大量的平行测序
第二代	焦磷酸测序法	光学	230-400	在第二代中最高波长；比第一代测序通量大	样品制备较难；难于处理重复和同种碱基多聚区域；试剂冲洗带来错误累积；仪器昂贵
	连接测序法	荧光/光学	25-35	很高测序通量；在广为接受的几种第二代平台中，所要拼接处人类基因组的试剂成本最低	测序运行时间长；读长短，造成成本高，数据分析困难和基因组拼接困难；仪器昂贵
	单分子合成测序法	荧光/光学	25-30	高通量；在第二代中属于单分子性质的测序技术	读长短，提高了测序成本，降低了基因组拼接的质量；仪器非常昂贵
第三代	实时单分子DNA测序	荧光/光学	1000	高平均波长，比第一代的测序时间降低；不需要扩增；最长单个波长接近3000碱基	不能高效的将DNA聚合酶加到检测阵列中；准确性一次性达标的机会低(81%-83%)；DNA聚合酶在阵列中降解；总体上每个碱基测序成本高(仪器昂贵)

续 表

测序方法	检测方法	大约波长（碱基数）	优点	相对局限性
第三代	复合探针锚杂交和连接技术	荧光/光学	10	第三代中通量最高；在所有测序技术中，用于拼接一个人基因组成的试剂成本最低；每个测序步骤独立，使错误的累积变的最低	低读长；模板制备妨碍长重复序列区域测序；样品制备费事；尚无商业化供应的仪器
	合成测序法	以离子敏感场效应晶体管检测 pH 变化	100-200	对核酸碱基的掺入可直接测定；在自然条件下进行 DNA 合成（不需要使用修饰的碱基）	一步步的洗脱过程可导致错误累积；阅读高重复同种多聚序列时有潜在困难
	纳米孔外切酶测序	电流	尚未定量	有潜力达到高读长；可以成本生产纳米孔；五项荧光标记或光学手段	切断的核苷酸可能被读错方向；难于生产出带多平行孔的装置

二、基因测序仪的技术原理

1. Sanrger 双脱氧链终止法原理

核酸模板在核酸聚合酶、引物、四种单脱氧碱基存在条件下复制或转录时，如果在四管反应系统中分别按比例引入四种双脱氧碱基，只要双脱氧碱基掺入链端，该链就停止延长，链端掺入单脱氧碱基的片段可继续延长。如此每管反应体系中便合成以共同引物为 5' 端，以双脱氧碱基为 3' 端的一系列长度不等的核酸片段。反应终止后，分四个泳道进行电泳。以分离长短不一的核酸片段（长度相邻者仅差一个碱基），根据片段 3' 端的双脱氧碱基，使可依次阅读合成片段的碱基排列顺序。

2. Maxam-Gilbret DNA 化学降解法原理

将一个 DNA 片段的 5'端磷酸基作放射性标记，再分别采用不同的化学方法修饰和裂解特定碱基，从而产生一系列长度不一而 5'端被标记的 DNA 片段，这些以特定碱基结尾的片段群通过凝胶电泳分离，再经放射线自显影，确定各片段末端碱基，从而得出目的 DNA 的碱基序列。Maxam-Gilbret DNA 化学降解测序法不需要进行酶催化反应，因此不会产生由于酶催化反应而带来的误差；对未经克隆的 DNA 片段可以直接侧序；化学降解测序法特别适用于测定含有如 5- 甲基腺嘌呤 A 或者 C，C 含量较高的 DNA 片段，以及短链的寡核苷酸片段的序列。

3. 单分子测序原理

单分子测序 1989 年被 J.H.Jett 等提出来，其原理是利用合成测序理论，将样本 DNA 数以百万的单链分子绑定在该仪器特有的、没有背景荧光的玻璃表面，通过加入荧光标记的核苷酸 (一次加入 4 种核苷酸的 1 种) 和聚合酶到单分子阵列中，核苷酸会结合到 DNA 分子上特异性结合的位点上。用激光激发结合在 DNA 分子上的荧光标记的核苷酸，使标记物发出荧光，相机以 15 毫秒速度快速扫描整个阵列，检测特异性结合到 DNA 片断上的荧光碱基。在此之后，结合的核苷酸对会被移动除去，然后退过重复加入标记的核苷酸来重复这一过程。

三、基因测序仪的应用和展望

DNA 序列分析技术从简单装置进行手工测序到全自动 DNA 序列分析发展十分迅速，目前的自动分析系统与原来的分析技术相比，具有速度快、准确性高、操作简单、分析片段长等特点。

目前核酸序列分析已广泛应用在临床遗传病、传染性疾病和肿瘤的基因诊断，以及农业、畜牧业的动植物育种，法医鉴定等领域，尤其在人类基因组计划中的应用，它为人类破译全部基因密码发挥极其重要的作用，其应用前景是非常光明和难以估量的。

根据目前全自动 DNA 测序仪的现状，预料今后此类仪器的发展趋势将是在功能上更强，速度更快，可靠性更高，尤其重要的是一次分析可得到更长的序列，一次可分析更多的样品。在外形上将向小型化发展。在软件上将配备分析处理能力更强、功能更全的软件，并可能在序列分析、基因库对比和实时通讯方面有所突破。

第三节　蛋白质自动测序仪

蛋白质是生命功能的行使者，蛋白质是由各种氨基酸按一定顺序以肽键相连而形成的肽链结构。蛋白质测序仪的实质是执行 Edman 化学降解反应和游离氨基酸的分离与鉴定过程的一种全自动化仪器。

一、蛋白质自动测序仪的工作原理

蛋白质自动测序仪主要检测蛋白质的一级结构，即肽链中的氨基酸序列，其原理沿用 Edman 降解法。在弱碱条件下，多肽链 N 末端 NH_2 与异硫氰酸苯酯反应，生成苯异硫甲氨酰肽（PTC– 多肽）。这一反应在 45–48℃进行约 15min 并用过量的试剂使有机反应完全。在无水强酸如三氟醋酸的作用下，可使靠近 PTC 基的氨基酸环化，肽链断裂形成噻唑啉酮苯胺衍生物和一个失去末端氨基酸的剩余多肽。剩余多肽链可以进行下一次以及后续的降解循环。如此不断循环，可依次使多肽链的氨基酸逐一降解，形成噻唑啉酮苯胺衍生物，再经水溶酸处理转化为稳定的乙内酰苯硫脲氨基酸。

上述降解循环的偶联和环化发生在测序仪的反应器（筒）中，转化则在转化器进行。转化后的乙内酰苯硫脲氨基酸经自动进样器注入高效液相色谱仪进行在线检测。根据 PTH 氨基酸在色谱分离系统中的保留时间确定每一种氨基酸。

二、蛋白质自动测序仪的结构及各部分的功能

蛋白质自动测序仪主要包括测序反应系统、氨基酸分析系统和信息软件处理系统。

1. 测序反应系统

测序反应系统具有 4 个微管，每周能测序 20 个或更多的蛋白质。其主要部件为反应器。由计算机系统自动调节控制降解反应的温度、时间、液体流量等参数，无需人工干预。蛋白质或多肽在这里被水解为单个氨基酸残基。

2. 氨基酸分析系统

氨基酸分析系统由十分精致的高效液相色谱毛细管层析柱组成，层桥是整个测序过程的最关键步骤。层析要求十分严格，液体分配速度、温度、电流、电压都能影响层析结果。所以仪器配有稳压、稳流、自动分配流速装置。氨基酸通过这一系统会留下各自的特征吸收峰。

3. 信息软件处理系统

测序软件是根据氨基酸的层析峰来鉴定为何种氨基酸的。依据测序的实际需要，软件功能不断升级，且越来越简单、快速、准确。计算机系统同 DNA 测序系统一样直观、易于操作，它提供测序需要的运行参数。时间、温度、电压和其他的循环状况，并可实现跳跃步骤、暂停步骤。

此外，还有蛋白质或多肽的纯化处理配件及整个测序必备的试剂和溶液。

三、蛋白质自动测序仪的主要应用

1. 新蛋白质的鉴定

在凝胶电泳中出现的未知条带可以利用蛋白质测序仪来测定其序列，为研究蛋白质的功能提供线索，因为一些表面上不相关的蛋白质在特定区域有时具有明显的同源性。

2. 分子克隆探针的设计

分子克隆探针设计是蛋白质序列信息的基本用途之一。用蛋白质序列信息设计 PCR 引物和寡核苷酸探针，可以利用这些探针进行 cDNA 文库或基因组文库的筛选。

3. 抗原的人工多肽合成

在当前的细胞生物学、遗传学、分子生物学、免疫学及其他生命科学的研究过程中，合成多肽已成为一个必不可少的工具。由合成多肽免疫产生的抗体常用来证实和纯化新发现的蛋白质。此外，合成的多肽类似物能够揭示蛋白质重要结构特征和提示蛋白质的功能特性。

第四节　基因芯片仪

基因芯片（gene chip）又称 DNA 芯片、生物芯片，是建立在分子生物学、计算机发展基础上的高新技术，由于其包含了微量测定、多个样本同时检测等多个要素，测定快速、价廉，以及在后基因组研究、新药开发、疾病诊断中拥有的巨大潜力，被认为将会和 PCR 和 DNA 重组技术一样，成为生命科学和检验医学的有力武器，给实验医学带来飞跃。

一、基因芯片技术的原理

基因芯片技术是基于核酸分子碱基之间（A–T/G–C）互补配对的原理，利用分子生物学、基因组学、信息技术、微电子、精密机械和光电子等技术将一系列短的、已知序列的寡核苷酸探针排列在特定的固相表面构成微点阵，然后将标记的样品分子与微点阵上的 DNA 杂交，以实现对多到数万个分子之间的杂交反应，并根据杂交模式构建目标 DNA 的序列，从而达到高通量大规模地分析检测样品中多个基因的表达状况或者特定基因分子是否存在的目的（图 12–1）。

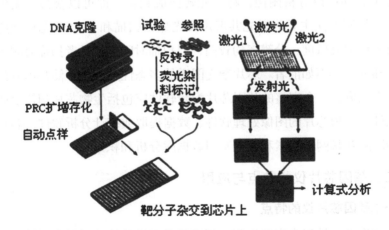

图 12–1　基因芯片示意图

二、基因芯片检测系统主要环节

1. 芯片制备

目前制备芯片主要以玻璃片或硅片为载体，采用原位合成和微矩阵的方法将寡核苷酸片段或 cDNA 作为探针按顺序排列在载体上。芯片的制备除了用到微加工工艺外，还需要使用机器人技术，以便能快速、准确地将探针放置到芯片上的指定位置。

2. 样品制备

生物样品往往是复杂的生物分子混合体，除少数特殊样品外，一般不能直接与芯片反应，有时样品的量很小。所以，必须将样品进行提取、扩增，获取其中的蛋白质或 DNA、RNA，然后用荧光标记，以提高检测的灵敏度和使用者的安全性。

3. 杂交反应

反应是荧光标记的样品与芯片上的探针进行的反应产生一系列信息的过程。选择合适的反应条件能使生物分子间反应处于最佳状况中，减少生物分子之间的错配率。杂交是提高芯片在实际应用中的准确性的关键步骤之一，杂交条件的构建要根据芯片的实际情况进行最优化。

4. 信号检测和结果分析

杂交反应后的芯片上各个反应点的荧光位置、荧光强弱经过芯片扫描仪和相关软件可以分析图像，将荧光转换成数据，即可以获得有关生物信息。荧光检测方法主要为激光共聚焦荧光显微扫描和 CCD 荧光显微照相检测。前者检测灵敏度、分辨率均较高，但扫描时间长；后者扫描时间短，但灵敏度和分辨率不如前者。芯片杂交图谱的多态性处理与存储都由专门设计的软件来完成。一个完整的基因芯片配套软件应包括生物芯片扫描仪的硬件控制软件、生物芯片的图像处理软件、数据提取或统计分析软件，芯片表达基因的国际互联网上检索和表达基因数据库分析和积累。

三、基因芯片仪的特点与应用

(一) 基因芯片仪的特点

1. 高度并行性提高实验进程、利于显示图谱的快速对照和阅读。

2. 多样性可进行样品的多方面分析，提高精确性，减少误差。

3. 微型化减少试剂用量和反应液体积，提高样品浓度和反应速度。

4. 自动化降低成本、保证质量。

(二) 基因芯片仪的应用和展望

1. 基因表达水平的检测用基因芯片进行的表达水平检测可自动到单个基因的表达情况。在人类基因组计划完成之后，科学界预测用于检测在不同生理、病理条件下的人类基因表达变化的基因；芯片诞生应该为期不远。

2. 基因诊断从正常人的基因组中分离出 DNA 后将其与 DNA 芯片杂交就可以得出标准图谱。而从病人的基因组中分离出 DNA 与 DNA 芯片杂交就可以得出病变图谱。通过比较、分析这两种图谱，就可以得出病变的 DNA 信息。这种基因芯片诊断技术以其快速、高效、敏感、经济、平行化、自动化等特点，将成为一项现代化诊断新技术。

3. 药物筛选如何分离和鉴定药的有效成分是目前中药产业和传统的西药开发遇到的重大障碍，基因芯片技术能够从基因水平解释药物的作用机制，即可以利用基因芯片分析用药前后机体的不同组织、器官基因表达的差异。而且能够完成规模地筛选，使成本大大降低。这一技术具有很大的潜在应用价值。

4. 个体化医疗临床上，相同剂量的同一药物对病人甲有效，可能对病人乙不起作用，而对病人丙则可能有副作用。在药物疗效与副作用方面，病人的反应差异很大。这主要是由于病人遗传学上存在差异（单核苷酸多态性，SNP），导致对药物产生不同的反应。如果利用基因芯片技术对患者先进行诊断，就可对病人实施个体优化治疗。另一方面，在治疗中很多同种疾病的具体病因是因人而异的，用药也应因人而异。

5. 测序基因芯片利用固定探针与样品进行分子杂交产生的杂交图谱而排列出待测样品的序列，这种测定方法快速而前景看好。Markchee 等用含 135000 个寡核苷酸探针的阵列测定了全长为 16.6kb 的人线粒体基因组序列，准确率达 99%。

6. 日常检验诊断测试的芯片化芯片并非分子生物学专用技术，只要解决检测的灵敏度和由此带来的重复性问题，芯片可以广泛程度上替代临床检验诊断的日常工作，不仅能达到自动化、微量化的目的，还能同时检测多个项目，提高效率，并使实验室小型化。

参考文献

[1] 陶义训，吴文俊主编现代医学检验仪器导论 [M]. 上海：上海科学技术出版社，2002.08.

[2] 赵世芬，闫冬良主编仪器分析技术 [M]. 北京：化学工业出版社，2016.

[3] 邹雄主编临床检验仪器 [M]. 北京：中国医药科技出版社 2015.

[4] 李文波，李文华. 浅谈临床医学检验技术的质量管理 [J]. 临床检验杂志（电子版），2017，6(04)：825-826.

[5] 李前进. 临床医学检验质量控制影响因素与建议 [J]. 中医药管理杂志，2017，25(17)：102-103.

[6] 张克诚. 临床医学检验质量控制 [J]. 世界最新医学信息文摘，2017，17(46)：118.

[7] 谢建新. 浅谈临床医学检验重要环节的质量控制 [J]. 世界最新医学信息文摘，2017，17(18)：124.

[8] 康春义. 医学检验质量控制中出现的问题及策略 [J]. 中西医结合心血管病电子杂志，2017，5(05)：94-95.

[9] 齐国庆. 临床医学检验质量控制措施探析 [J]. 世界最新医学信息文摘，2017，17(08)：134-135.

[10] 齐国庆. 临床医学检验技术质量管理的对策 [J]. 临床医药文献电子杂志，2017，4(07)：1365+1367.

[11] 王立立. 医学检验仪器的质量安全管理方法探讨 [J]. 大家健康 (学术版)，2016，10(11)：292-293.

[12] 李霞. 论临床医学检验质量控制的若干问题 [J]. 医学理论与实践，2016，29(02)：277-278.

[13] 吴阿阳，李树平主编，临床实验室管理 [M]. 武汉：华中科技大学出版社，2017.

[14] 赵茜，魏宁，汪琼. 浅谈临床医学检验重要环节的质量控制 [J]. 大家健康 (学术版)，2015，9(20)：67.

[15] 曾照芳，余蓉主编医学检验仪器学 [M]. 武汉：华中科技大学出版社 2013.

[16] 张海妮. 临床医学检验质量控制的研究 [J]. 中国医药指南，2015，13(14)：298-299.

[17] 孜比尔尼沙·阿西木. 浅谈如何控制临床医学检验质量 [J]. 世界最新医学信息文摘，2015，15(39)：117.

[18] 赵敏. 医学检验质量控制中存在的问题及对策 [J]. 大家健康 (学术版)，2015，9(04)：52.

[19] 杨立珍. 关于医学检验中误差的原因及应对策略分析 [J]. 中国卫生产业，2015，12(03)：197-198.

[20] 陈雷，任平. 中医院校医学检验技术专业建设几点措施 [J]. 辽宁中医药大学学报，2014，16(07)：181-183.

[21] 束红慧，张华伟，蒋红兵，张卉泳. 医学检验仪器的质量安全 [J]. 生物医学工程与临床，2014，18(02)：184-185.

[22] 韩升波，胡世坤，贾晓冰主编. 实用医学检验临床手册 [M]. 西安：西安交通大学出版社，2014.

[23] 徐平，王林涛. 论医学检验中误差的原因及应对策略 [J]. 黑龙江科技信息，2013(03)：33.

[24] 刘彦珍. 浅谈医学检验仪器的综合管理 [J]. 求医问药 (下半月)，2013，11(01)：200-201.

[25] 任喜凤. 做好医学检验工作的体会 [J]. 中国社区医师 (医学专业)，2012，14(24)：329.

[26] 于晓莉. 丰台区妇幼保健院医学检验系统的设计与实现 [D]. 北京工业大学，2012.

[27] 郭春亮，陈雷，张美玲主编. 现代检验技术诊断学 [M]. 广州：世界图书出版社广东有限公司，2014.

[28] 杨忠臣. 医学检验仪器的综合管理 [J]. 中国误诊学杂志，2008(05)：1098-1099.

[29] 周晓英，王慧萍，蒋鹤生，傅占江. 基层部队医学检验工作存在的问题及解决建议 [J]. 白求恩医学杂志，2016，14(06)：769-770.

[30] 侯婉冰医学检验质量控制中出现的问题及解决措施 [J]. 生物化工，2016，2(05)：77-78.